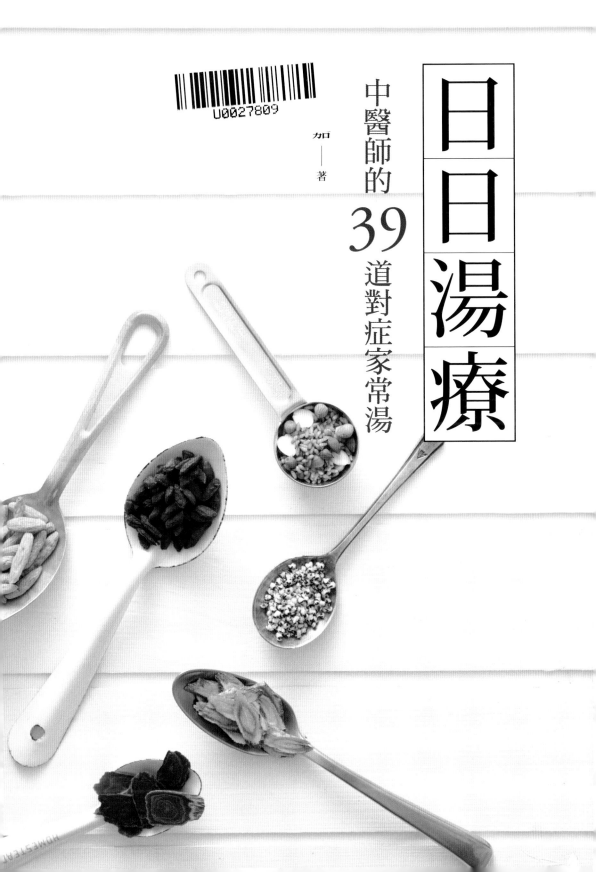

日日湯療

中醫師的 39 道對症家常湯

加 —— 著

目 錄

006 【推薦序】喝湯，也能養生／呂世明

008 【推薦序】在外喝養生茶，在家喝療癒湯／林志玲

009 【自序】健康，從喝一碗養生好湯開始

009 Chapter 1 喝湯調體質，1 碗就有感！

014 正確喝湯，緩解身體的小病痛

019 不可不知！一定要喝湯的原因

020 喝湯時，一定要記得的五個重點

022 隨手可得，家中要常備的十大好食材

045 養生不求人，家中要常備的十大好藥材

Chapter 2 元氣湯──忙碌族必備，每天喝好健康

068 疲勞時多喝元氣湯，補氣效果最好

071 最近有點虛　當歸羊肉補氣湯

073 每天都加班　東洋參肉片元氣湯

075 吃出聰明腦　南瓜必勝湯

077 找回活腦力　天麻海帶健腦湯

079 全身都痠痛　白芍排骨湯

081 起身就頭暈　丹參豬肝補血湯

083 總是拉不停　山藥排骨止瀉湯

085 手腳冷冰冰　老薑麻油雞湯

087 給我好氣色　銀耳蓮子美肌湯

088 Dr.Chen 養生會客室　太累就容易「爆肝」，真的嗎？

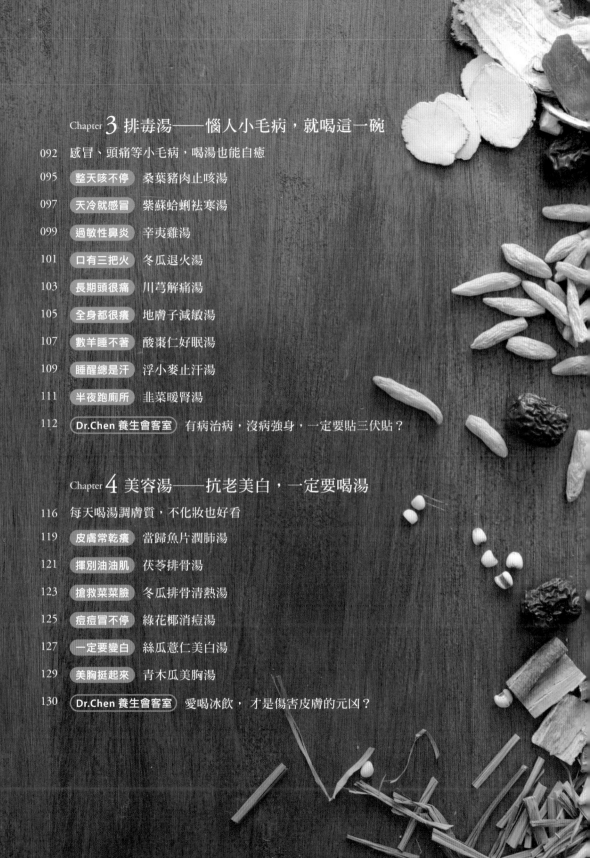

Chapter **3** 排毒湯——惱人小毛病，就喝這一碗

092　感冒、頭痛等小毛病，喝湯也能自癒

095　整天咳不停　桑葉豬肉止咳湯

097　天冷就感冒　紫蘇蛤蜊祛寒湯

099　過敏性鼻炎　辛夷雞湯

101　口有三把火　冬瓜退火湯

103　長期頭很痛　川芎解痛湯

105　全身都很癢　地膚子減敏湯

107　數羊睡不著　酸棗仁好眠湯

109　睡醒總是汗　浮小麥止汗湯

111　半夜跑廁所　韭菜暖腎湯

112　Dr.Chen 養生會客室　有病治病，沒病強身，一定要貼三伏貼？

Chapter **4** 美容湯——抗老美白，一定要喝湯

116　每天喝湯調膚質，不化妝也好看

119　皮膚常乾癢　當歸魚片潤肺湯

121　揮別油油肌　茯苓排骨湯

123　搶救菜菜臉　冬瓜排骨清熱湯

125　痘痘冒不停　綠花椰消痘湯

127　一定要變白　絲瓜薏仁美白湯

129　美胸挺起來　青木瓜美胸湯

130　Dr.Chen 養生會客室　愛喝冰飲，才是傷害皮膚的元凶？

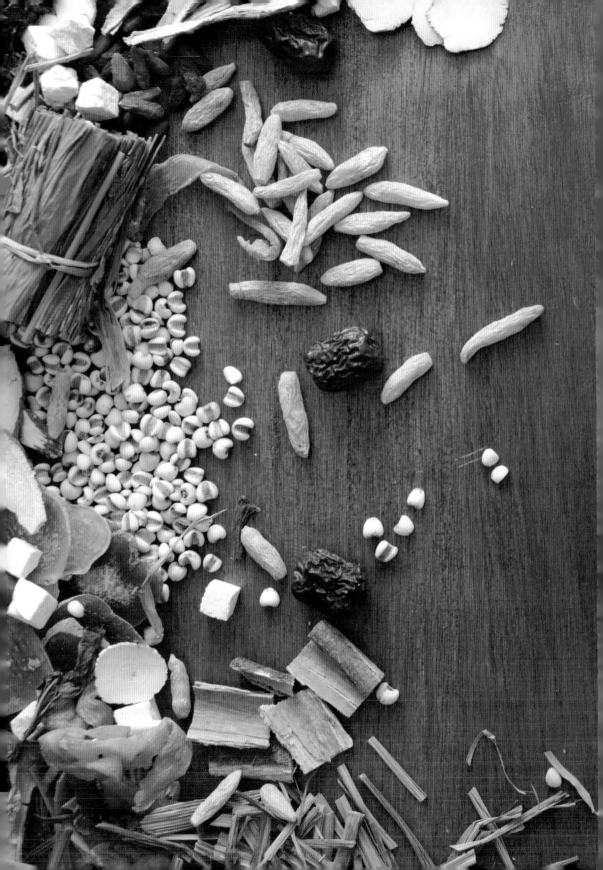

Chapter 5 窈窕湯——喝湯瘦身，效果看得見

134　赤小豆、迷迭香入湯，幫助瘦身

137　（窈窕大作戰）赤小豆消腫湯

139　（最近吃太好）玉米鬚排水湯

141　（體內欠環保）三仁潤腸湯

143　（一吃就脹氣）迷迭香利脾湯

144　（Dr.Chen 養生會客室）為什麼每天都運動，還是瘦不了？

Chapter 6 療癒湯——每天喝湯，解身體的苦

148　現代文明病，一碗熱湯就改善

151　（眼睛快瞎了）紅蘿蔔護眼湯

153　（聲音好沙啞）羅漢果潤喉湯

155　（頭髮掉不停）女貞子健髮湯

157　（最近比較煩）合歡鮮肉安神湯

159　（月來月不順）當歸生薑羊肉湯

161　（給我好孕氣）杜仲好孕湯

162　（Dr.Chen 養生會客室）想大展男性雄風，不能只補腎！

Chapter 7 四季湯——順應季節喝湯，再也不生病

166　隨季節調整養生方式，對身體最好

169　（春季養肝）五味子蘆筍湯

171　（夏季養心）苦瓜蓮子湯

173　（秋氣養肺）麥門冬木耳湯

175　（冬季養腎）十全菜頭湯

177　（換季不適）香蒜鮮雞湯

178　（特別收錄）居家必備，療癒身心的五大花草茶

184　關於湯品及茶飲，所有問題一次解答！

喝湯，也能養生

認識崝嘉多年，他認真學習、視病如親的誠懇態度，令我難忘。得知他最近準備出書，分享自己的養生秘方，因此特別邀請我為他寫序時，我是感到欣慰且驕傲的，又多了一位好醫生的作品可供讀者收藏，再加上他行醫多年來，不忘初心，總是認真問診，診療每一位患者，我真心認為正在看這本書的您，是有福氣的。

我與崝嘉的緣分始於他在我開設的盛唐中醫診所跟診，他從學生時期就跟著我問診，認真做筆記且追根究底的態度，讓我留下深刻印象。診間是繁忙的，每個來求助的病人都有許多問題等待解答及開方，除了要仔細替病人把脈外，了解每位患者病史、病因及病況等，每一項都不能遺漏，才能完整了解疾病的前因後果。我除了要跟患者解說病情，也必須讓跟診的醫生了解臨床上的處理方式，但診間畢竟不如課堂，時間很有限，但崝嘉總能在短時間內就抓到重點，舉一反三，並能適時提出問題，成為我最好的助手。

找到適合自己的養生湯方

由於來求診的病患以重大疾病居多，每位患者的病況都不同，我必須耐心傾聽、細心診斷，說明如何診治、療程時間及用藥等，常常忙了一整天後，才有些許的時間與跟診醫師討論。崝嘉曾告訴我，雖然跟診不輕鬆，但他跟著我學習總是能有不同的收穫，讓他對疾病的推導、用藥技巧等，有更深的認識。從那時我就知道，崝嘉未來一定會成為一位有耐心、有醫德的好醫生。如今，欣聞他在台北開業，又即將出書，很為他感到開心。

這本書收錄了許多湯療秘方及健康知識，讀者朋友只要透過一碗好湯，就能達到養生目的，不但方便，也符合忙碌現代人的生活方式。再次恭喜峙嘉出書，我相信翻開這本書的每位讀者，都能找到適合自己的養生湯方。

中華民國中醫師全聯會癌症專案召集人
台中市中醫師公會理事長
盛唐中醫診所院長

在外喝養生茶，在家喝療癒湯

長時間在外工作，難免日夜顛倒、水土不服，偶爾咳嗽、頭痛等，也在所難免。由於工作時間不固定，一直希望能透過天然、養生的方式來改善這些小毛病，經由家人介紹，認識了峙嘉醫師，他仔細且專業的問診態度，總是能準確地說出我的症狀，沒有絲毫遺漏。

後來經過家人說明才了解，原來峙嘉醫師原本專攻藥理，後來又改學中醫，具有中西醫學背景，因此總能準確治療。令我印象深刻的是，困擾我許久的風寒頭痛一直不見好轉，求助於峙嘉醫師後，他提供了我一帖湯方，即本書中也收錄的「川芎解痛湯」，說也神奇，就在我喝下這碗湯後，頭痛確實減輕了許多，一問之下得知，原來川芎能活血行氣，具有良好的止痛效果，難怪一喝就見效。

於是，每當我在外工作時，便會喝峙嘉醫師特調的養生茶，在家則改喝他提供的養生湯方，除了解痛湯外，每當皮膚有狀況時，我也喜歡喝美顏湯，書中收錄的絲瓜薏仁美白湯、綠花椰消痘湯等，都是很好的救急湯品，當肌膚有小狀況時就可飲用，溫和不傷身體。

現在的我，「在外喝養生茶，在家喝療癒湯」，透過天然中藥材及好食物，由內而外保養身體，方法簡單有效。很開心峙嘉醫師能再度出書，收錄這些珍貴的療癒湯方，也歡迎你加入我的行列，一起用最天然健康的方法，照顧身體。

財團法人臺北市志玲姊姊慈善基金會董事長

林志玲
chiling

健康，從喝一碗養生好湯開始

自從成為醫生以來，在臨床上遇到了許多患者，每個人的問題都不同，但或許是社會的快步調影響了大家，現代人總希望求快，治療亦是，患者總喜歡問我：「陳醫師，我今天開始吃藥，應該明天就會好很多了吧？」或是詢問「中醫是不是藥效比西醫慢很多？」其實，中西醫並不能這樣比較，每個人的體質不同，生病時症狀也不同，必須對症下藥才能達到療效，更何況，當身體發出求救訊號時，表示症狀已持續一段時間，甚至更久，卻想在短時間內完全治好，自然不容易。

對我來說，「治未病」（預防疾病）一直是我治療的目標，除了治好患者外，更希望幫助他們在生病前就能發現徵兆，或是透過正確飲食、生活習慣，來預防疾病。或許是身為中醫師，患者也常會詢問我，能否透過飲食來調整或保養身體，這時候，我最推薦的養生料理就是「湯」了。俗語常說：「喝湯治百病。」一點也不為過，只要喝得對，能幫助我們預防疾病，甚至一些惱人的小病痛也能透過湯品自癒。

材料簡單，隨手可得

以我自己來說，我從小就很愛喝湯，小時候更是常喝媽媽煮的「東洋參肉片元氣湯」，喝下後不但身體變暖，也能增加體力，陪我度過每一次考試及挑燈夜戰的夜晚。自那時開始，我就非常喜歡研究各式養生湯品，總希望能用最簡單

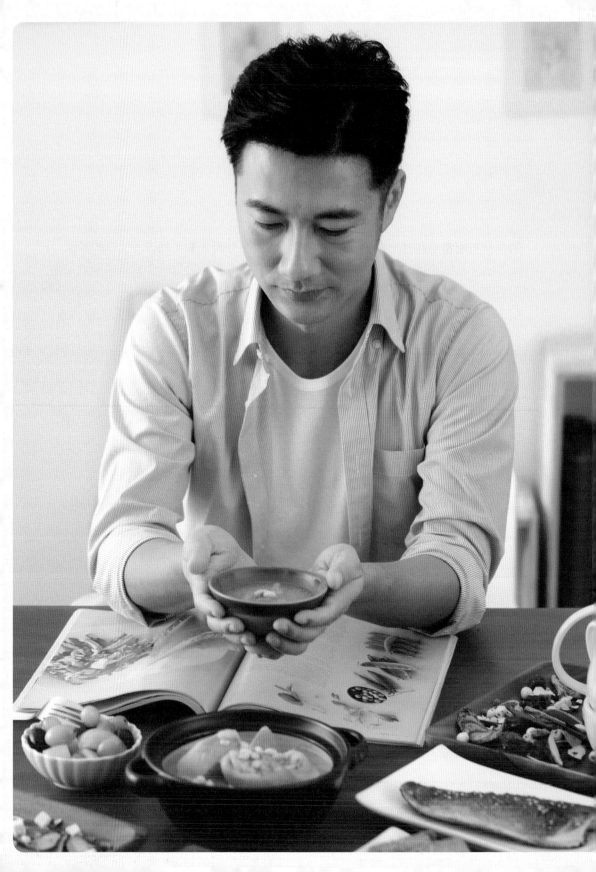

的食材搭配常見藥材，調配出能緩解症狀的養生好湯。數年過去了，這些湯品成為我生活中不可或缺的良伴，有時候身體突然有點不舒服時，只要先喝湯，就能緩解不適。

因此，我特別集結這些湯品食譜，並撰寫了本書。除了挑選家中常備的食材，如青蔥、豬肉、豆腐等，藥材也盡量簡單化，備好材料後只需丟進鍋中煮熟即可，不論是感冒、火氣大或聲音沙啞時，都能喝碗熱湯，療癒身心。書中除了湯品外，也收錄許多一般人常有的健康迷思，幫助大家更清楚判斷疾病，避免病急亂投醫。

衷心希望本書中的養生好湯，能幫助讀者緩解症狀。感謝促成本書出版的每個人，包括我的親朋好友及出版團隊，也感謝在臉書上一直支持我的粉絲們，是你們的支持才能促成本書誕生。從今天起，不妨每天來碗養生好湯吧！既療癒又紓壓，一舉兩得。

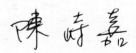

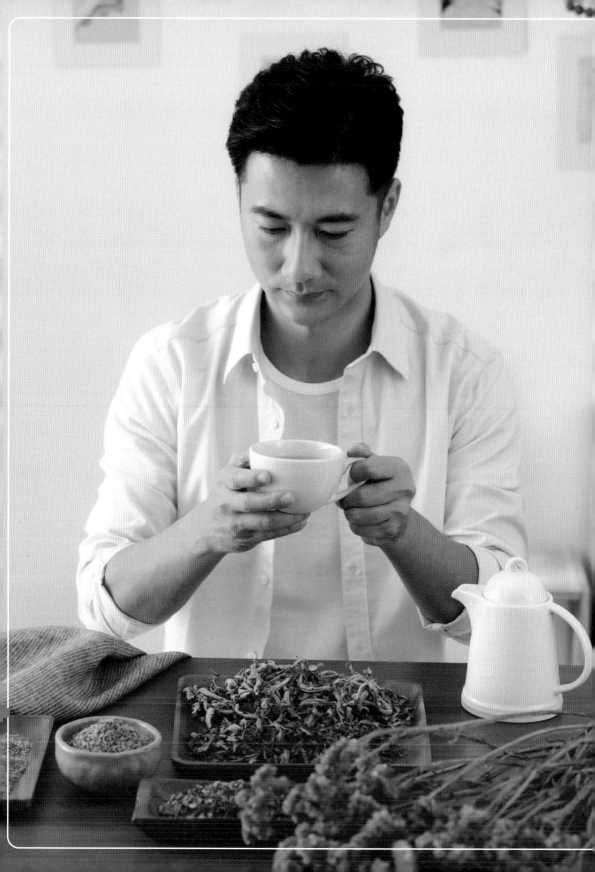

1

喝湯調體質，1 碗就有感！

只要善用家中常備的藥材及食材，
就能煮出養生又美味的好湯。

—

十大好食材	十大好藥材
大豆	枸杞
薏仁	黃耆
蓮子	紅棗
青蔥	當歸
薑	百合
豬肉	茯苓
山藥	人參
木耳	丹參
紅蘿蔔	玉竹
蛤蜊	麥門冬

正確喝湯，
緩解身體的小病痛

與我熟識的朋友都知道，我平時除了看診，還必須錄影、演講，甚至還要空出時間寫書等，生活非常忙碌，但跟一般朝九晚五的上班族相比，我的氣色及精神並不差，甚至比一般人都好，一開始大家都以為我有在吃保健食品，其實，我只是懂得選擇對的食物，並常喝湯而已。這樣的養生法同樣也運用在我們家，一年四季依不同季節煮適合的湯品，透過喝湯養生，已是我們家數十年的習慣。

以我自己來說，我從小就很愛喝湯，國中時因為功課壓力大，常常唸書唸到很晚，當時我母親每天早上都會用東洋參、枸杞、紅棗燉瘦肉給我喝，那時候不懂，只覺得這個湯很好喝，喝完後精神比較好，後來等自己讀中醫系時才知道，這道湯品的功用正是「補氣」、「提振精神」。直到現在，只要工作忙碌、精神差時，我都會燉這道「東洋參肉片元氣湯」（作法請見 P73），讓自己喝了再上。

正確飲食，讓食物成為最好的藥

古代醫家孫思邈在他的著作《千金要方》裡提到：「安身之本，必資於食……，不知食宜者，不足以養生也。」意思是如果不知道食物是否適合身體，便不足以達到養生目的，可見飲食對健康有多重要，這也是我的養生名言。

不過，到底什麼是「食療」呢？簡單來說又稱飲食療法，結合了傳統醫學理論、現代營養學、以及烹飪技術，利用各種食物，經過烹調加工，製作成食品，進而通過食用，達到預防和治療疾病的目的。

大自然有溫、熱、寒、涼四種性質，也就是一般所說的「四氣」，食物也會因為生長環境、本身特性的不同，而帶有溫、熱、寒、涼四種偏性，也就是「四性」，隨著偏性的不同，食用後就會對身體造成不同的影響。正因為食物都帶有偏性，我們正好可以利用這些偏性來改變體質，緩解身體的不舒服。像是寒、涼的食物吃多了，身體就會變冷；溫、熱的食物吃多了，身體就會變得燥熱，這正是體質被改變的過程中，會出現的狀況。

假設身體若變寒，手腳就會冰冷、肚子痛；身體變燥熱就會口乾舌燥、便秘、長痘痘等。若沒有特殊目的，不希望體質受食物偏性的影響，飲食上就要特別小心，不可以偏食，或是只吃喜歡的食物，**建議最好依照均衡、多樣、多變的原則來進食，維持體質的平衡。**

我一直很喜歡「夫醫者，當須先洞察病源，知其所犯，以食治之，食療不愈，然後命藥。」這句話，當醫生要替人治病前，應該要了解造成身體不舒服的原因，仔細找出病源，知道是哪裡出問題後，先用食物來調理身體，緩解病人的不舒服，如果食療無法解決，再用藥物來治療。西方的醫學之父希波克拉底也曾說過：「你的食物就是你的醫藥。」這句名言，由此可知，食療不管在東方、或是西方的日常生活中，都扮演一個很重要的角色。

飲用天然湯品，溫和不傷身體

不過，很多人會問我，「陳醫師，食物與藥物最大的差別在哪裡？」最大的不同點是「偏性」，食物的偏性一般較低，除非長期、大量食用，否則並不會對身體造成太大的影響；但藥物是古人經過長時間的經驗累積，挑選出偏性較大的食物，透過適當的炮製方式，突顯出其藥性，再透過煎煮、濃縮、短期、少量服用等，讓身體產生反應，因此作用較強，**一般建議若已康復就不需再吃藥，「沒病強身」的觀念是非常錯誤的。**

食物和藥物各有不同特色及偏性，或許有人會問，可以融合兩者的優點嗎？答案是可以的，且早在許久前我們的先人就已想到這個作法，因此「藥膳」誕生了。藥膳是結合藥物與食物的一種食療法，利用少量的藥物來突顯藥膳的偏性，同時又能兼顧食材的美味與烹調文化，從古至今，又以湯品類的藥膳最受人喜愛。

Dr.Chen 養生秘方

冬天吃羊肉爐，十全藥材不可少

冬天時，我很喜歡吃溫補三寶，即薑母鴨、麻油雞、羊肉爐，尤其是我母親燉的羊肉爐，真的是百吃不膩。為什麼這麼說呢？這就要談到我家的獨傳秘方了，一般羊肉爐的湯底各有不同，**不過我們家是以「十全大補湯」為湯底**，即十全藥材（人參、肉桂、川芎、地黃、茯苓、白朮、甘草、黃耆、當歸、白芍藥）加上麻油、薑及帶皮的羊肉，一起下鍋燉煮至熟即可。

每到冬天，我家幾乎是兩週就會吃一次羊肉爐，不但可以溫補身體，預防手腳冰冷，再加上十全藥材的功效，還能補氣血，吃下後不僅能暖身，精神也會變好，是最棒的天然藥膳。

進行食療前，一定要先確認「體質」

正因食療的效果顯著，當我們身體有些小病痛時，並不一定非得看醫生才能治好，不妨先觀察身體，了解病症的來龍去脈，藉由食物的力量，讓身體恢復，還能兼顧預防及養生的功效，一舉兩得。不過，進行食療前必須注意，請先仔細回想，是否因生活、飲食習慣的改變，或是氣候的變化，導致身體產生了一些不舒服的症狀，推斷出可能的原因及身體的偏性後，再選擇適合的食療。

很多人常常不管體質，別人說有效的食物就猛吃，隔壁老王喝了很有效的湯，自己也跟著猛喝，實際上，體質不同，效果也不同，甚至可能產生反效果。正確來說，未經過體質判斷就服用的處方，稱為「偏方」，因此在食用藥物或進行食療前，一定要先確認「體質」再進行。此外，很多人覺得藥膳不算是藥，在食用時毫無節制，這是不對的，**以本書中收錄的湯品為例，只要體質改善、症狀消失，就不需再喝**，若症狀沒有改善，甚至變得更嚴重，請先前往醫院接受治療，千萬不可執著，特別是一些急症，症狀常來得又快又猛，一定要先接受治療，用藥物改善症狀，之後再透過食療矯正體質。

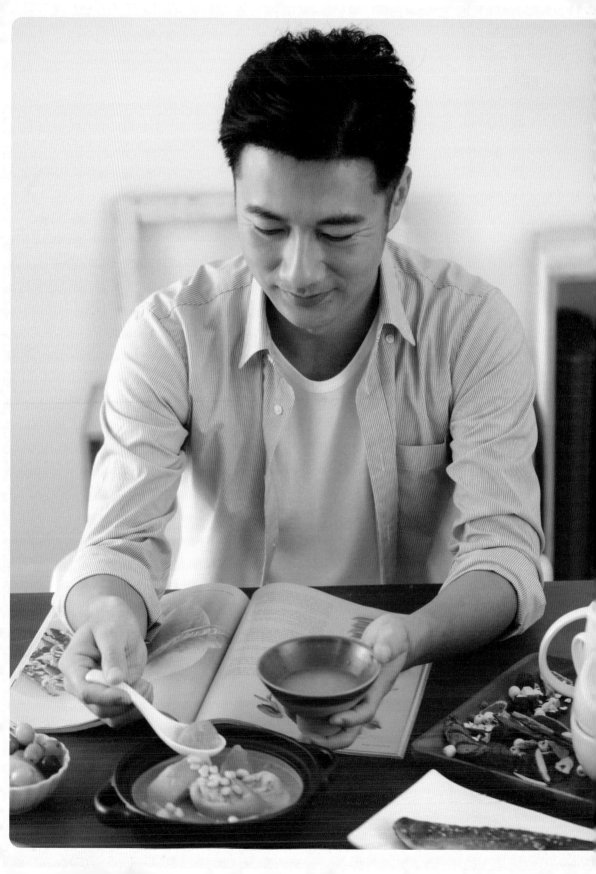

不可不知！
一定要喝湯的原因

① 添加對症藥材

除了天然食物，所有湯品均加入珍貴中藥材，食物的營養融入藥材的療效，效果加倍，且藥材均經過挑選，溫和不傷身體，大人小孩都可喝。身體有小病痛時，只要喝一碗對症湯品，即可緩解症狀，溫和又健康。

② 緩解小病痛

有時身體難免不舒服，像是頭痛、腹瀉等，症狀不致於嚴重到要看醫生時，只要透過喝湯就能有不錯的緩解效果。以頭痛來說，與其不斷吃西藥，不妨喝書中的「川芎解痛湯」（見 P103），也能改善症狀。

③ 省時不費力

現代人時間有限，因此本書中的湯品皆可在半小時內完成，不需小火長時間慢熬，且為兼顧養生目的，食材皆精心挑選過，就算料理時間短也能釋放營養，達到對症食療的功效。

④ 只需一個鍋子

打破一般人認為煲湯都很麻煩，且器材複雜的印象，本書湯品只需要一個鍋子即可完成。將準備好的食材及藥材放入烹煮，待食材熟透，約二十分鐘即可起鍋，作法簡單方便，中間不需換鍋。煮一鍋湯，全家人都可喝，美味又營養。

喝湯時，
一定要記得的五個重點

本書中收錄多道湯品，功效不同，喝法自然也有些差異，但主要的目的是教大家透過好食物，學習用非醫療的方式，緩解身體不適。不過，若你對於湯品的飲用法有疑問，或不確定自己的喝法是否正確時，可先參考本篇文章。我整理了進行湯療時，要注意的五個重點，相信能幫助你了解每道湯的特性及飲用方式。

① 依需求適量飲用，過與不及都不好

症狀較緊急且需立即改善的症狀，建議一天喝一～二碗，如果已連續喝超過一週以上，症狀仍未有明顯改善時，建議直接尋求專業的醫療協助。如果是一般性的症狀，沒有造成身體太大的不舒服，可以一週喝二～三次，也就是約二～三天喝一次。如果症狀都解除，代表身體已經回到平衡點，就不需要喝了。

此外，我並不建議大家持有「多喝多保養」的觀念，身體既然已經平衡，就不要再去改變，喝過頭反而會產生其他症狀。

② 各湯品效果不同，必須注意飲用時間

有些湯裡會加入像是黃耆、人參等補氣藥材，會使精神變好，因此建議早上或中午喝，不建議晚上飲用，避免影響

睡眠。若湯品的作用是鎮定安神、緩和情緒,則建議在晚上喝,若一定要在白天飲用,記得喝完後不要開車,或從事精密、有危險性的工作,避免因精神不濟,影響生活。

③ 食材可替換,但建議先諮詢醫師再調整

書中介紹的湯品,是以藥材搭配好吃且容易料理的食材,不好入喉的藥材會放入中藥包,即一般在中藥行可購買到的紗布袋,再進行烹煮。若食譜中出現不敢吃的食材,可以依該食材的效用,替換成類似的其他食材。但要注意一點,若想替換的食材是湯品中的主食材,如退火湯中的冬瓜、排水湯中的玉米鬚,或補血湯中的紅鳳菜等,建議先詢諮專業中醫師,再進行替換,避免影響效用。

④ 同時服用湯汁及食材,才能達到療效

每道湯品都包括藥材的藥效及食材的營養,建議食材吃完後,湯也一定要喝完,才能達到緩解效果。食材的功效不一定都能溶入湯中,因此同時服用湯及食材,效果最好。若因食材太大塊不好入口,建議可先打碎或撕小塊,方便食用。

⑤ 喝湯速度要慢,切勿快速飲用

有些人提倡飯前喝湯,但我個人的習慣是飯後喝湯,主餐大約吃七分飽,最後喝湯時慢慢喝,衡量一下自己的飽足狀態。若喝太快,在飽足中樞還來不及反應時,可能就已喝下過多的湯,待身體出現反應後,就已呈現過飽狀態,身體反而容易不舒服。

隨手可得，
家中要常備的十大好食材

人每天都要進食，必須幫身體補充所需的營養後，才有體力能源源不絕的活動。食物不只是身體能量的泉源，更是維持健康的好幫手，不過很多人會問，「該怎麼吃最好？」我個人認為，最好的飲食習慣是「因時制宜」及「因地制宜」，根據不同情況做出最適合的選擇。

簡單來說，建議食用當地、當季的食物，因為地方特色食物、季節食物都有其歷史淵源，更重要的是，這些都是經由古人經驗累積所得來的智慧，只要按照這個大原則進食，身體自然就能健康。此外，**不同的食物都帶有不同的「偏性」，當身體出現異狀時，就可以利用這些偏性，幫助身體恢復到原本的平衡狀態**，例如：感冒初期喝薑茶、冬天手腳冰冷時吃薑母鴨、坐月子吃麻油雞、皮膚不好時多吃薏仁等，都是利用食物偏性緩解症狀的最好例子。

在本篇中，我列舉出最常用來改善現代文明病的十種好食物，這些食物的特性是普遍、容易取得，因此建議大家閱讀完本篇，了解這些食物後，不妨常備在家中冰箱，當身體有點不舒服時，就可根據食物特性，挑選出適合的食材，並參考書中的食譜，做出一道專屬於自己的營養湯品，既好吃又能緩解身體的不適，一舉數得。

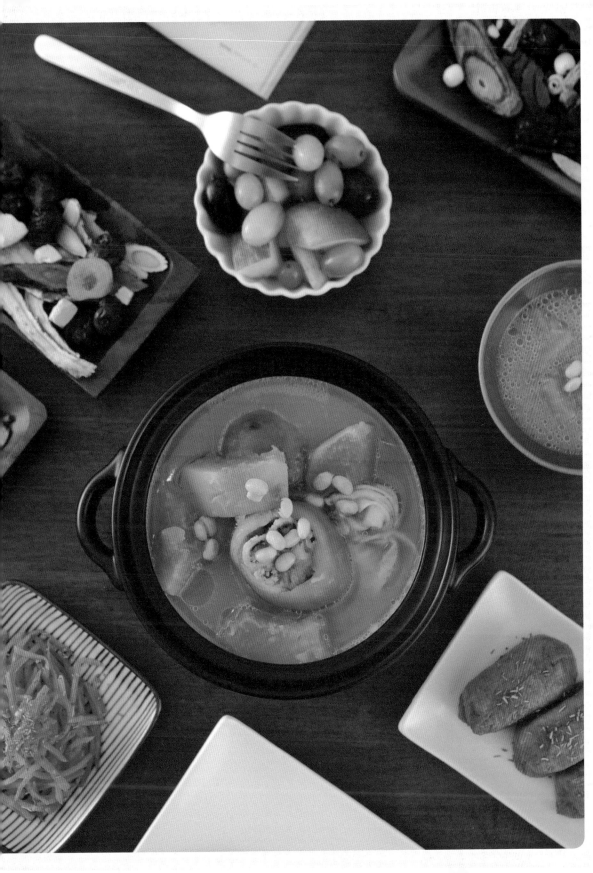

大豆

含豐富營養，素食者可多吃

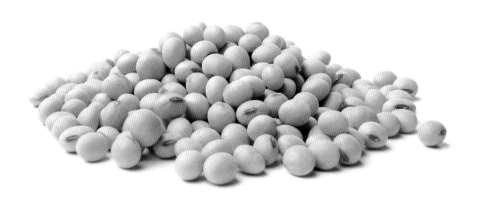

熱　　量	446 卡 / 100 克
盛產季節	全年皆盛產
選購技巧	1. 挑選大豆時，應注意豆子的外表要完整、飽滿、乾燥、有光澤，聞起來要有豐富的豆香，不應該有酸味或是霉味。 2. 為了避免買到基因改造的豆類，建議購買時詳讀包裝上的說明，了解產地、標示，若標明「基因改造」，就絕對不要購買。
保存方式	建議置於保鮮罐中，放置於陰涼、乾燥處即可。

大豆是東、西方國家都很常用的一種食材,含有豐富的營養跟優質蛋白質,是素食者補充蛋白質的最佳來源。一般食用性的大豆是植物的種子,依種皮顏色不同,可分為黃豆、青豆和黑豆,其中以黃豆最常見。

此外,毛豆也是大豆的一種,是約八分熟的大豆,另外常見的豆腐及豆鼓,前者屬於未發酵的大豆製品,後者則已發酵。一般來說,我們較常購買黃豆,用來製成豆漿或再加工製成豆花、豆腐等,功用非常多。

不過,為什麼鼓勵素食者可多吃大豆呢?因為飲食種類限制,素食者無法像一般人一樣正常飲食,自然也無法透過多吃優質肉類獲取蛋白質,這時除了可多吃黃豆、多喝豆漿外,我們較少接觸的黃碗豆也含有大量蛋白質,可磨成粉沖泡成飲品飲用,增加蛋白質的吸收量。

近年來因科技進步,出現許多基因改造的黃豆,根據國外研究發現,若長期食用非基因改造的黃豆,不但對健康有害,容易出現器官病變、不孕等症狀,甚至可能增加罹癌機率。因此,目前國內也已規定,必須在外包裝上標示出是否為基因改造,以方便消費者購買,為食安把關。

TIP

豆類減量,預防脹氣

　　若容易脹氣,建議料理時可不放豆類,或是減量烹煮,吃完若還是脹氣,可擦點薄荷油,幫助消除不適。

薏仁

記得選擇大薏仁，才是營養聖品

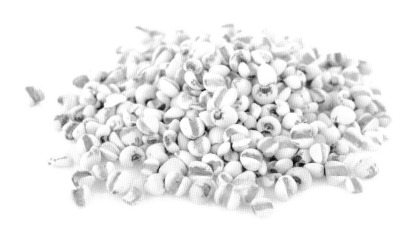

熱 量	350 卡 / 100 克
盛產季節	全年皆盛產
選購技巧	挑選時要以新鮮大顆、飽滿、顏色白、完整無破損為主，聞起來應該有像稻米般的清香味道，或是天然植物的氣味。
保存方式	未開封的薏仁建議放入保鮮罐中，置於陰涼、陰暗處即可。亦可先煮熟後放涼，再放入冷凍庫保存，需要時再取出使用。

薏仁的營養價值很高，被譽為禾本科植物之王，是一種常見的中藥材與食材，自古就被當作補脾、排濕、清熱、美白的聖品。薏仁有大薏仁、小薏仁（洋薏仁）之分，一般來說，大薏仁才是正統的薏仁，小薏仁其實是精緻大麥仁，不但價格較低，營養價值也不如大薏仁，選購時一定要注意包裝說明，才能真正達到補充膳食纖維、幫助體重控制，及降低心血管疾病、第二型糖尿病、癌症等的罹患率。

夏天時天氣較熱，大家都愛喝甜湯或吃冰消暑，薏仁幾乎是加料時的首選，雖然具有清熱作用，很適合在炎熱的夏天食用，但以健康及養生目的來說，建議大家自行購買薏仁回家烹煮。因許多店家為了讓薏仁好吃，料理時多半會加糖，吃多容易對身體造成負擔，無形中也會吃下過多糖分，對身體並無好處，甚至發胖，故食用時要多留意。

此外，現在還有一種名為紅薏仁的品種，非常適合在冬天，特別是冬令進補時食用，如果你是濕熱體質的人，建議不妨多吃。台灣天氣濕熱，冬天時不少人容易補過頭，造成上火，這時就很適合多吃紅薏仁，達到排濕作用，也可以煮成粥，是非常適合當作食療的食物。

TIP

薏仁偏寒，孕婦要少吃

薏仁偏涼性，若只吃少量較無害，但吃太多可能會導致孕婦體質變寒涼，血液循環變差，引發子宮不正常收縮、羊水變少等問題，一定要多注意。此外，體質較寒的人也建議少吃，避免讓體內更寒。

蓮子

有效補脾胃，更能改善失眠

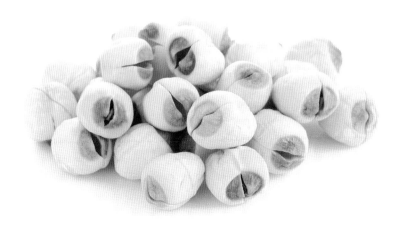

熱　　量	320 卡 / 100 克
盛產季節	6 ～ 9 月
選購技巧	1. 挑選時，要注意顏色是否呈象牙黃，顆粒要完整且均勻飽滿，沒有碎裂及雜質。 2. 為了避免買到事先用過氧化氫漂白的蓮子，購買前記得先聞氣味，不應帶有刺鼻味，聞起來有一股清香最好。
保存方式	乾燥蓮子最好用密閉式的容器或保鮮袋盛裝，再放入冰箱冷藏，並盡快食用完畢，勿久放。

根據本草綱目記載，蓮子有「交心腎，厚腸胃，固精氣，強筋骨，補虛損，利耳目，除寒濕」等功能，自古以來就被認為能清心、養神、益腎，再加上價格平實，是家家戶戶都會常備的養生食材之一。蓮子營養成分高，容易購買且適合入菜，亦可增強記憶力，在補湯或甜品中也常可看到其蹤跡。蓮子是蓮屬植物的種子，最常見的是荷花的種子。新鮮蓮子是一般家庭常見的食材，營養豐富、香氣可口，料理前不需先泡軟，只要入鍋煮約十五分鐘即熟；乾燥蓮子則是中藥常用的一味藥材，對於脾胃有不錯的補益效果，又稱為「脾之果」，食用前建議可泡半小時，幫助軟化入菜。

蓮子心味苦、性寒涼，不適合長期服用，特別是偏寒性體質的人，更不建議常吃。除非有特殊用途，否則食用時建議要將蓮子心去除較好。此外，夏天時不少人喜愛喝銀耳蓮子湯，不過許多市售湯品會先用糖精煮過蓮子，雖然吃起來甜甜好入口，卻容易在無形中吃下過多糖分，建議自行買新鮮蓮子烹煮，才能兼顧營養及美味。

TIP

新鮮蓮子可冷凍常備，方便食用

新鮮蓮子若沒吃完，可放冰箱冷凍存放數月，下次要吃時，直接將冷凍的蓮子放入滾水中煮，就能煮出新鮮又美味的蓮子。

Best Food 4

青蔥

適合用來調味，促進消化

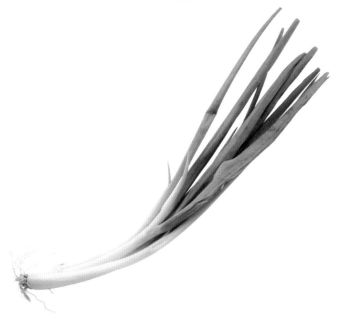

熱　　量	28 卡 / 100 克
盛產季節	全年皆盛產
選購技巧	1. 注意蔥葉是否完好，若有損傷表示可能已被蟲咬過。 2. 蔥葉尖端必須翠綠，枯黃代表不新鮮；蔥管必須挺直，才是飽滿含水分的象徵。
保存方式	買回來的蔥可用報紙捲起包好，再放入冰箱冷藏，約可保存 3 ～ 5 天，若蔥已開始腐爛，建議丟棄，勿再食用。

青蔥是日常料理中常用的調味菜，各種菜都能加入香蔥調和，因此又有「和事草」美號。青蔥可分為大蔥、小蔥，北方產的多為大蔥，皮厚葉肥、長度較長、味道較辣，多用在煎、炒、炸上；南方產的是小蔥，又叫香蔥，一般用在調味、生吃或涼拌，氣味較香。小蔥內含的鈣質及胡蘿蔔素高於大蔥，但兩者都富含大蒜素，具有調味、促進消化、幫助排汗、利尿等作用。

台灣種植的蔥多以小蔥為主，綠色部分為蔥綠，白色部分為蔥白，蔥綠可切細變成蔥花，蔥白可切段爆香，增加料理的香氣。蔥白的辣味較重，發汗效果較強，入藥時以蔥白為主，有通上下陽氣的作用。若覺得自己快感冒，或是出現感冒初期症狀，這時最適合喝蔥白湯，作法很簡單，只要將蔥白與滾水一同放入鍋中，約悶煮 5 分鐘，最後撈去蔥白，將熱湯飲下即可。喝完後應會出汗，只要再好好睡一覺，隔天醒來會舒服很多，特別適用於因外出遊玩而不小心著涼的人。若有上述症狀，不妨先煮蔥白湯來喝，效果很好。但是建議蔥葉也不要隨意丟棄，因為內含蔥綠素，能幫助強健肌肉、抵抗輻射，達到清除毒素的效果，效果不輸蔥白。

TIP

視力差的人，要少吃蔥

蔥的特性為辛溫香竄，能促進氣血運行，但體內的氣血若運行太快，就容易耗氣，一旦氣虛，眼睛將得不到營養滋潤，容易引起視力模糊，故視力較差者請少吃。

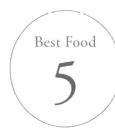

Best Food

5

薑

可溫暖脾胃，發汗止瀉

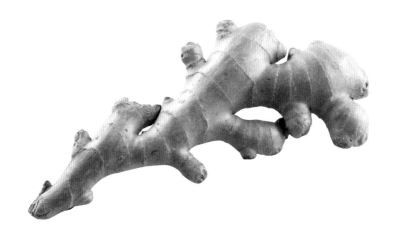

熱　　量	79.6 卡 / 100 克
盛產季節	8 ～ 12 月
選購技巧	**1.** 若要購買老薑，請選擇表面帶有較多泥土的品種，表示剛出土不久，鮮度較好。 **2.** 新鮮的薑其觸感較硬、有重量，且節紋多，一旦離開冷藏時間過久，或已出土一段時間，就會越來越軟。
保存方式	買回來的薑只要置於陰涼通風處保存即可，此外，若表面長芽，只要切除仍可食用，但若腐爛則不建議食用，避免致病。

薑是東方料理常見的佐料，也是中藥常用的藥材之一。薑含有薑辣素，對於發汗、溫脾胃有很好的效果，依生長期可區分為嫩薑、粉薑、老薑、薑母，嫩薑是在地下莖還嫩時即採收，外皮乾淨，帶有一些紫紅色的鱗片；粉薑又稱肉薑，是待薑的外皮轉為土黃色時採收的品種；老薑則是等到肉質纖維化，外皮轉成灰土色的時候再採收；薑母則是等到隔年跟著子薑一起採收的薑種，前兩者可統稱為「生薑類」，後兩者統稱為「老薑類」。

生薑的作用比較辛散，具發汗解表、和胃止嘔的作用，常用在感冒、嘔吐等症狀；老薑的作用較偏向溫暖脾胃，常用在四肢冰冷、腹瀉腹痛上。平常若想在藥膳中加點薑，不妨依照上述原理，想流汗就放生薑，想暖身時就多用老薑，增加功效。

此外，為了方便食用，目前市面上也販售許多乾燥薑片，此類產品已事先把生薑乾燥化，變成一片片乾薑片，想喝薑茶或需要入湯時，只要取幾片使用即可，非常方便。但購買時一定要留意外包裝的說明，確認店家的製作流程是否符合標準，避免買到劣質品。

TIP

夏天也能喝薑茶，有效祛寒涼

俗話說：「冬吃蘿蔔，夏吃薑」，夏天天氣炎熱，很容易吃下許多清涼食物，一不小心就會讓身體變得太過寒涼，不過，只要適時喝些薑茶，勿過量，就能溫暖脾胃。體質較燥熱的人，記得別喝太多。

豬肉

肉質鮮美，更含蛋白質

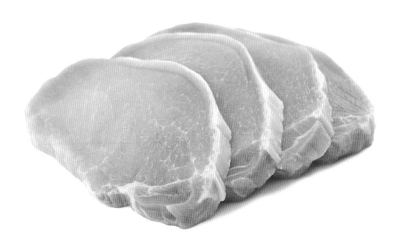

熱　　量	140 卡 / 100 克
盛產季節	全年皆盛產
選購技巧	1. 外表應呈淡紅色，肉本身帶有彈性，無滲水也不會有黏液、腐臭等。 2. 若購買冷凍豬肉，要注意包裝上是否貼有「CAS」優良標誌，避免買到不新鮮的肉品。
保存方式	建議使用保鮮盒存放，並置於冷凍庫，需要時再取出。但不建議放太久，應趁新鮮時盡速食用完畢。

豬肉是餐桌上最常見的肉品,能提供優良的蛋白質、脂肪酸及維生素、鐵質等。一般煮湯時,我們常習慣使用豬肉,除了內含蛋白質等營養外,最主要是因為豬肉通常比其他肉類細軟,結締組織較少,脂肪含量較多,適合用來煮湯,肉質特別甜美。豬肉依部位、脂肪含量、肉質的細緻度等不同,用法也不一樣,幾乎每個部位都有不同的營養價值,像是豬肝有補肝作用,豬肚則能健脾胃等,可依照個人需求選購。

一般燉湯時,可選擇排骨或瘦肉,排骨可挑靠近前腿的肋骨,上面帶的肉較好吃;瘦肉則可挑小里肌肉,其脂肪低、肌肉纖維細、筋的含量少,就算用來煮湯,肉質也不會太乾硬。其他如肉片也是不錯的選擇,煮火鍋、燒烤等都適合,在各大超市都能購得,方便分裝及食用。

很多人以為牛肉比豬肉更營養,其實不然,兩者都屬於紅肉類,營養價值相差無幾,對於不吃牛肉的人來說,豬肉是個不錯選擇,若怕脂肪量太高,只要挑選瘦肉部位,如里肌食用即可。在外購買豬肉時一定要注意肉品來源,近年來常出現不良店家販售非經屠宰的死豬肉,甚至再加工製成其他食品,故購買時要多留意,避免危害健康。

TIP

雞肉含蛋白質,是豬肉以外的第二選擇

亦可選擇屬於白肉類的雞肉,本身油脂的含量很少,算是較優質的蛋白質,煮湯時可帶皮煮,以提供油脂,讓湯更鮮美。

山藥

營養價值高，更適合入菜

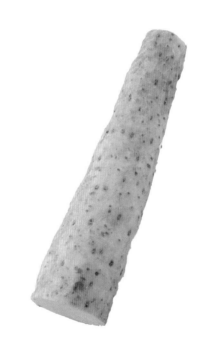

熱　　量	118 卡 / 100 克
盛產季節	9 ～ 12 月
選購技巧	1. 以新鮮、外觀平滑，且沒有任何腐爛為選購原則。 2. 若是購買已切好的山藥，切面應為雪白而非黑色或黃色。
保存方式	整支未切的山藥可放陰涼處，保存期限達三個月，但若已削皮或切開，可用保鮮袋裝好密封，放置冷凍庫保存。

山藥的種類非常多，大致可分為白肉山藥、紅肉山藥及日本山藥，一般常見的是白肉山藥，肉質細膩，有些品種口感較軟，適合生食；紅肉山藥的花青素含量較高；日本山藥肉質軟，容易熟，烹煮時間較短，煮湯後容易化開，沒有一般白肉山藥清脆的口感。山藥的營養價值豐富，是藥食同源的好食材，冬天時適合用來熬粥，是為自己及家人滋補的好料理之一。

此外，山藥內含大量的黏蛋白、維生素及微量元素，能預防血脂沉澱在血管壁，有助於降血壓、預防心血管疾病。新鮮山藥適合入菜，除了用來煮粥外，冬天吃火鍋時也可加入山藥，因人們在冬季的運動量低、代謝容易變差，導致腸胃不舒服，透過山藥可改善脾胃虛弱等症狀。

曬乾的山藥可入藥，不過山藥皮含皂角素，黏液亦含植物鹼，少數人接觸後會引起過敏而發癢，因此在處理時要特別注意。建議過敏體質的人在料理山藥時，一定要戴手套，勿直接碰觸山藥，若家中沒有手套，可將山藥放入滾水中燙一下或以微波爐加熱約十五秒，讓內含的蛋白質轉性，不再具有過敏成分，便可輕鬆料理山藥。

TIP

山藥含鉀量高，腎臟病患者要少吃

山藥因含鉀量較高，腎臟病患者不適合多吃，避免無法代謝鉀離子。此外，患有心臟病的人，也要少吃。

木耳

富含纖維質，幫助腸胃蠕動

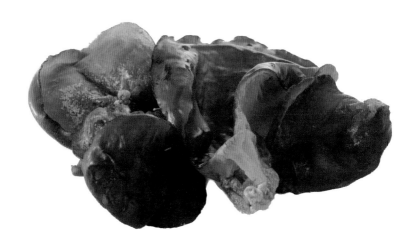

熱　　量	35 卡 / 100 克
盛產季節	全年皆盛產
選購技巧	**1.** 新鮮木耳外觀需完整、有彈性，帶有清香而非刺鼻味。 **2.** 乾木耳以乾燥、重量輕且雜質少，表面未受潮的品種較好。
保存方式	若為新鮮木耳，請先將表面水氣擦乾，再放入冰箱冷藏；乾木耳則保存於陰涼處，勿讓陽光直射即可。

木耳是一種長在枯木上的蕈類，可分為黑木耳及白木耳，白木耳含有豐富的植物性膠質和鈣質，是很好的養顏美容補充品，有「窮人的燕窩」之稱；黑木耳的營養價值則更高，熱量低並含有豐富膳食纖維，可幫助腸胃蠕動，內含的鐵質量是肉類的一百倍以上，是很好的鐵質來源，再加上多醣體和抗凝血物質等其他成分，適合用來控制體重。近年來風行的黑木耳露，因低卡、低糖，是很好的養生聖品，在餐前飲用可延長食物在胃部停留的時間，不容易感覺飢餓，還能清腸通便，一舉數得。

此外，由於木耳具有活血、抗凝血作用，女性在經期、手術前後、或有在服用抗凝血藥者，食用時要特別小心，建議先詢問專業醫師再食用。若你是常熬夜、晚睡，容易皮膚乾燥、火氣大的人，或正處於更年期的婦女，也可多吃木耳，幫助緩解症狀。

TIP

木耳食用前先泡水，預防過敏

　　新鮮木耳含有一種特殊的光感物質，若不小心在過量食用後曬太陽，會引起皮膚紅腫、癢等過敏現象，不過，木耳一旦乾燥後，大部分的光感物質便會消失，不再容易使皮膚癢。若是直接購買乾木耳回家料理，只要反覆用水浸泡，就可安心食用。

紅蘿蔔

搭配肉類烹煮，吸收效果更好

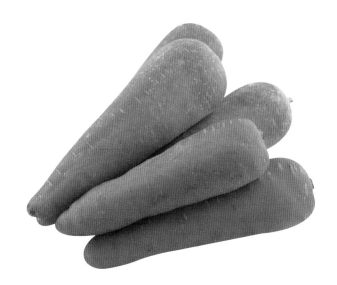

熱 量	41 卡 / 100 克
盛產季節	1 ～ 4 月、12 月
選購技巧	外觀呈鮮橘色代表新鮮，鬚根要少，整體摸起來光滑不粗糙。
保存方式	切好的紅蘿蔔應放入保鮮盒保存，再放入冷藏，盡快食用完畢。

紅蘿蔔一般常食用的部位是肉質根部，可生吃、亦可烹煮，具有特殊風味。因含有大量胡蘿蔔素及類胡蘿蔔素，對於眼睛、氣管、兒童生長都有幫助，視力差、夜盲症的患者可多吃。不過胡蘿蔔素為脂溶性，烹煮時要加入少許的油脂，因此建議用來煮湯時可放入少許肉類，幫助吸收胡蘿蔔素。紅蘿蔔含有大量的 β 胡蘿蔔素，但因為很多人不喜歡其氣味，烹煮時習慣將外皮削除，非常可惜，因為外皮是紅蘿蔔最營養的部分，因此千萬不要削皮，直接烹煮的吸收效果最好，還可幫助降血糖、抗癌，調整身體機能，故有「窮人的人參」美名。

近年來國外甚至有研究發現，男性若多吃紅蘿蔔，可讓精蟲更活躍，增加數量，幫助受孕。目前市售的紅蘿蔔大多已經處理，很少會帶葉，若帶有葉子，可將葉子切下，當作葉菜類烹煮，做成沙拉、熱炒或濃湯，都很適合。

TIP

紅蘿蔔煮熟吃，營養價值較高

近年來因紅蘿蔔具有抗氧化作用，不少人迷信大量吃紅蘿蔔，甚至吃到皮膚變黃也不在意。事實上，吃任何食物都一樣，過與不及都不好，以紅蘿蔔來說，雖可生吃，但一般人多是用來打成蔬果汁，但打汁的過程中難免會破壞內含的營養價值，就算喝下一整杯紅蘿蔔汁，也不如直接吃紅蘿蔔來得好。此外，生食不一定適合每個人，因此若可以，還是建議煮熟後再吃，用來入菜或入湯皆可，幫助吃進最完整的營養。

Best Food

10

蛤蜊

天下第一鮮，煮湯最美味

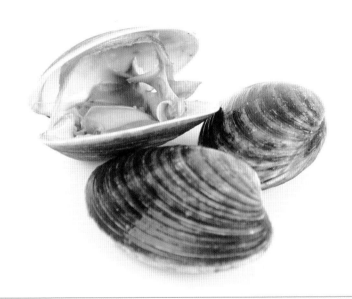

熱　　量	147 卡 / 100 克
盛產季節	7～9 月
選購技巧	1. 可取多個蛤蜊互相敲擊，聲音越清脆，表示鮮度越高，反之，若聲音低、悶，則可能不新鮮。 2. 外觀色澤較淺，或呈現不自然的白色，可能是經過藥水沖洗，鮮度較差。
保存方式	蛤蜊浸泡在鹽水中吐沙後，瀝乾再放入保鮮盒中，放冰箱冷藏即可。若想縮短蛤蜊吐沙的時間，只要放點鹽巴，就可加快吐沙速度。

蛤蜊是對可食用雙殼貝類的一種泛稱，又稱為蛤蠣、蛤、蚌等，品種很多，居住在海水的貝類包括文蛤、花蛤；居住在淡水的則稱為蜆。蛤蜊因肉質、氣味鮮美，又有「天下第一鮮」的美號，特別適合用於煮湯，不需再額外加鹽或其他調味品，也能提升湯的鮮味。蛤蜊亦含有優質的營養素，包括蛋白質、微量元素、鈣質、鐵質等，再加上脂肪量低，非常適合入菜，特別是虛弱體質的病人，或勞累過度、易疲倦的人，都可多吃蛤蜊，以補充營養。

此外，對女性來說，蛤蜊也是非吃不可的聖品，簡單來說，具有三大好處，包括預防貧血、浮腫，甚至還有美容及減肥效果，吃多也不怕發胖。但要注意的是，雖然蛤蜊營養價值高，但不可只攝取單一營養，建議搭配其他蔬果食用，才是對身體最好的方式。

蛤蜊因方便食用，幾乎已成家家必備的常備食材，有些民眾為求方便，會購買真空包裝的蛤蜊，以為打開後就可直接料理。事實上，真空只是一種包裝方式，若蛤蜊並未冰過或維持在一定溫度，打開後仍會需要吐沙，切勿因真空包裝就直接料理，應先以鹽水吐沙後再食用。

TIP

蛤蜊因普林含量高，兩種人要少吃

蛤蜊因普林值含量高，食用後容易代謝出過多尿酸，形成結晶，累積在體內，造成疼痛。因此患有痛風或腎臟疾病的人，千萬別吃太多。

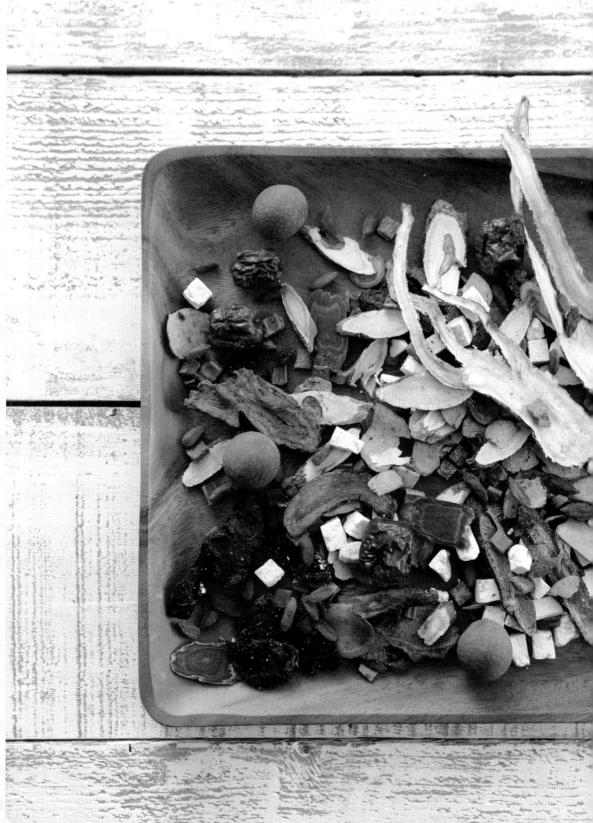

養生不求人，
家中要常備的十大好藥材

我在前文不斷強調，自然界的每一種物質幾乎都帶有溫、熱、寒、涼四種偏性，因此可以利用偏性來治療疾病。至於偏性的由來，是因為中藥材的來源是本來就存在於自然界中的動物、植物或礦物，只要經過適當的炮製方法，就能加強藥材的特性，去除毒性，或是達到利於保存的目的。

事實上，中藥是「藥食同源」，即同樣一種植物，可當作食物也可當作藥材，而食物跟藥物的最大不同是在於，**食物的偏性較小，經過炮製後的藥物，其偏性較大，偏性越大，改變體質的力量就越強**。其實，人的體質並不會只有一種，也不會永遠都一樣，隨著環境、飲食、習慣等不同，都可能使你形成不同體質。因此，只要善用藥材的偏性，就能達到改善症狀的目的。不過，也不能一直依賴中藥，養成良好的習慣也很重要，若不改善根本的原因，吃再多藥材也沒用，必須由內而外進行調整，才能達到治未病的功效。

但是，我並非要教大家如何用這些藥材來治病，也不是要誇大功效，而是希望能讓每個人更熟悉藥材屬性，在身體稍有不適時，了解如何搭配食物服用，改善症狀。很多身體的小毛病，透過本篇介紹的中藥茶飲就能自癒，但不建議長期或過量食用，若症狀一直沒解除，還是要尋求專業醫師的治療，避免延誤病情。

Best Choice
1

枸杞

適合泡茶喝，預防近視最有效

枸杞是藥用價值非常高的一種植物，明代李時珍《本草綱目》中記載：「春採枸杞葉，名天精草；夏採花，名長生草；秋採子，名枸杞子；冬採根，名地骨皮。」由此可見，枸杞是常用藥材之一。挑選時要注意，外觀要圓圓胖胖、呈現暗紅或暗橘色，沒有發霉、變色、脫皮、破損，聞起來不應該有酸味，才是健康的枸杞。現代人常用眼過度，如果覺得整天看手機、盯電腦螢幕，眼睛感到疲倦，甚至視力越來越差的人，不妨多喝下列的菊花飲，預防眼疾。

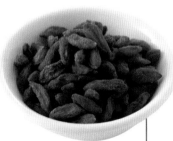

Dr.Chen 養生飲

枸杞菊花飲

材料：枸杞 2 公克、菊花 2 公克

作法：1. 將所有藥材放入茶包袋中。

2. 將茶包袋放入保溫杯中，倒入約 300c.c. 熱開水。

3. 蓋上蓋子，悶約 15 分鐘後，即可飲用。

喝法：一天一次，白天喝。

注意事項：菊花較涼，孕婦要少喝。

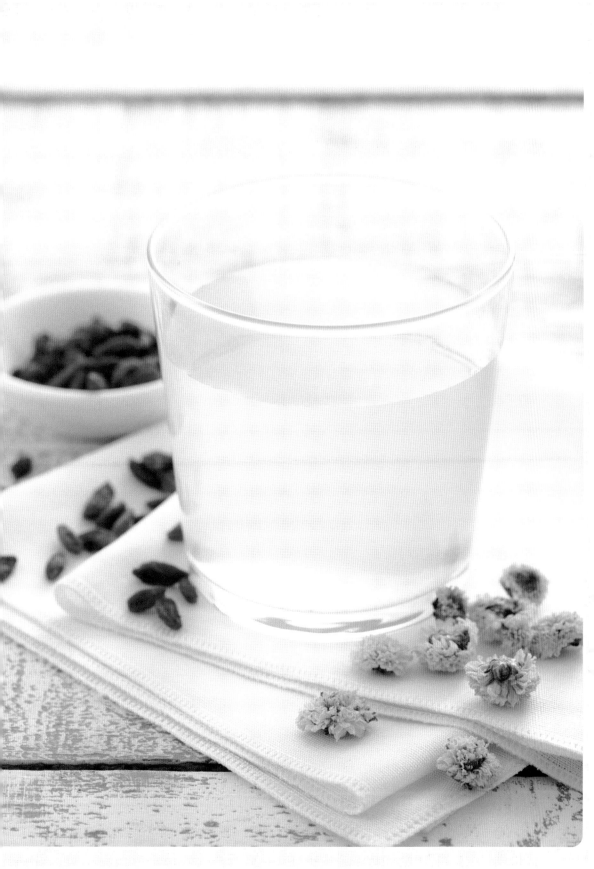

黃耆

有補氣作用，精神差時吃最好

黃耆是一種豆科植物，根部常被當作藥用，是補氣最重要的藥材之一。市售常見的黃耆有兩種，一種外皮呈紅棕色，即紅耆或晉耆；另一種外皮呈現黃白色，叫做北耆或白耆。紅耆與白耆是同科不同屬的藥材，紅耆味道較甘甜，適合用在藥膳；白耆補氣效果較強，適合拿來治病。此外，工作勞累，常提不起勁、腦筋不清楚，或一靜下來就打哈欠、打瞌睡的人，不妨多用黃耆來補氣，也可常喝下列的補氣飲，增強體力。

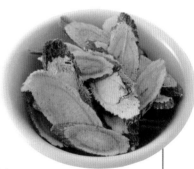

Dr.Chen 養生飲

黃耆補氣飲

材料：黃耆 1.5 公克、紅棗 1 顆

作法：1. 將所有藥材放入茶包袋中。

2. 將茶包袋放入保溫杯中，倒入約 300c.c. 熱開水。

3. 蓋上蓋子，悶約 15 分鐘後，即可飲用。

喝法：一天一次，白天喝。

注意事項：感冒初期的患者，不宜飲用。

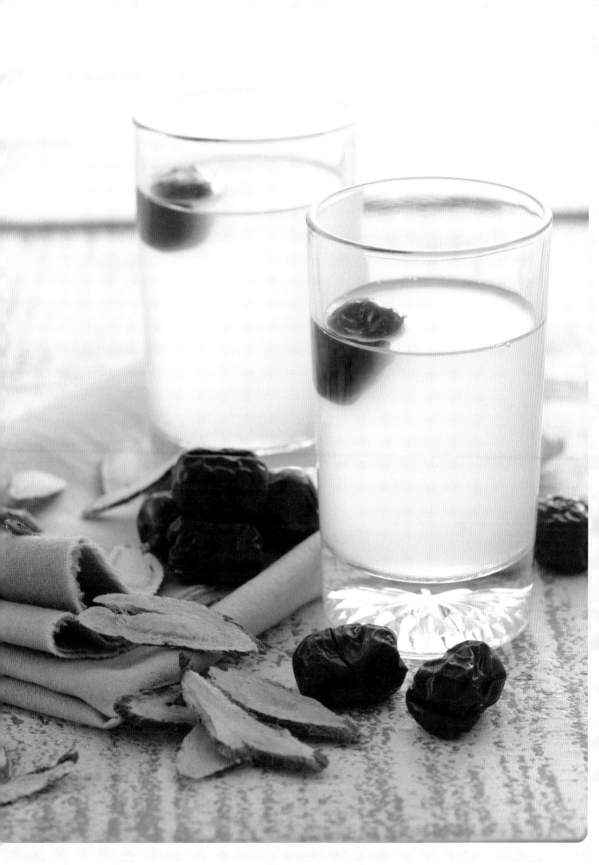

紅棗

每天吃紅棗，一生不顯老

紅棗又名大棗，依產地分可分為南棗與北棗，又以北棗的產量較多、品質較佳。紅棗可生吃、也可曬乾入藥，營養價值極高，維生素 C 含量是柑橘類的十倍、蘋果的七十倍，有「百果之王」的美名。有句諺語說：「天天一紅棗，一生不顯老。」可見紅棗的功效。挑選紅棗時要注意，外觀應該有光澤、呈現自然暗紅色，聞起來帶有清香，不該有酸味或霉味，並盡量挑帶籽的新鮮紅棗，如需要去籽，買回來後再自行去除。若你是一到冬天就手腳冰冷，氣色差、嘴唇蒼白的人，就可常喝桂圓紅棗茶來溫補氣血。

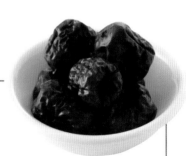

Dr.Chen 養生飲

桂圓紅棗茶

材料：桂圓 3 顆、紅棗 1 顆

作法：1. 將所有藥材放入茶包袋中。

2. 將茶包袋放入保溫杯中，倒入約 300c.c. 熱開水。

3. 蓋上蓋子，悶約 15 分鐘後，即可飲用。

喝法：一天一次，不限時間。

注意事項：火氣大、嘴巴破的人少喝。

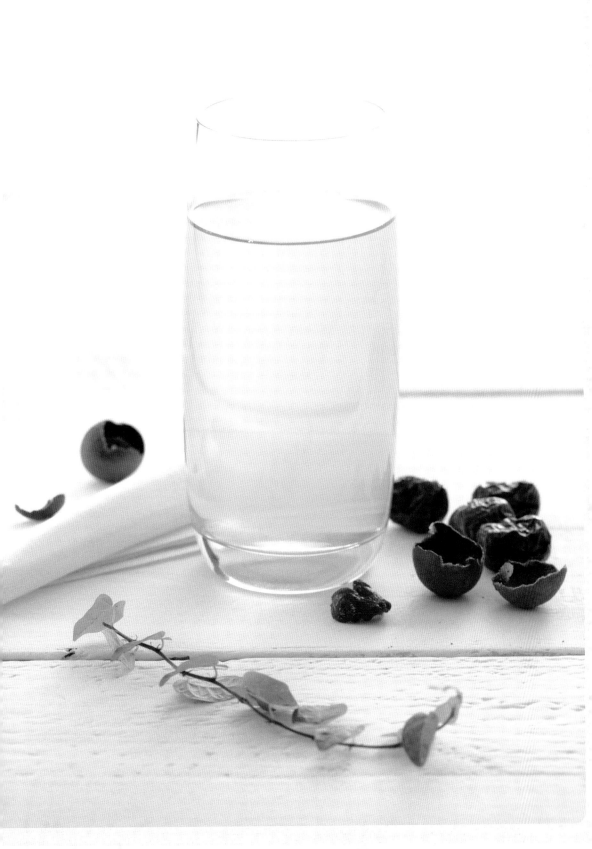

4

當歸

活血暖身，冬季溫補首選

因能調和氣血，使氣血各有所歸，所以才被稱為「當歸」，多以根部入藥，是常用的中藥之一。當歸的頭部、身體、尾部各有不同作用，頭部主要用來止血，身體以和血、補血為主，根部則能破血、活血。一般使用時如果沒有特別註明，多是使用當歸的身體部位，挑選時建議選酒製當歸，外觀不宜過白，色澤要有層次感，聞起來要有甘甜香氣，不應有霉味。由於具有活血作用，月經不順、月經過後嘴唇蒼白，或有氣無力、貧血的人，都可以常喝下列的當歸活血茶，調整氣血。

Dr.Chen 養生飲

當歸活血茶

材料：當歸 1.5 公克、黃耆 1.5 公克

作法：1. 將所有藥材放入茶包袋中。

　　　　2. 將茶包袋放入保溫杯中，倒入約 300c.c. 熱開水。

　　　　3. 蓋上蓋子，悶約 15 分鐘後，即可飲用。

喝法：一天一次，白天喝。

注意事項：孕婦、服用抗凝血劑或手術前後的患者，不宜飲用。

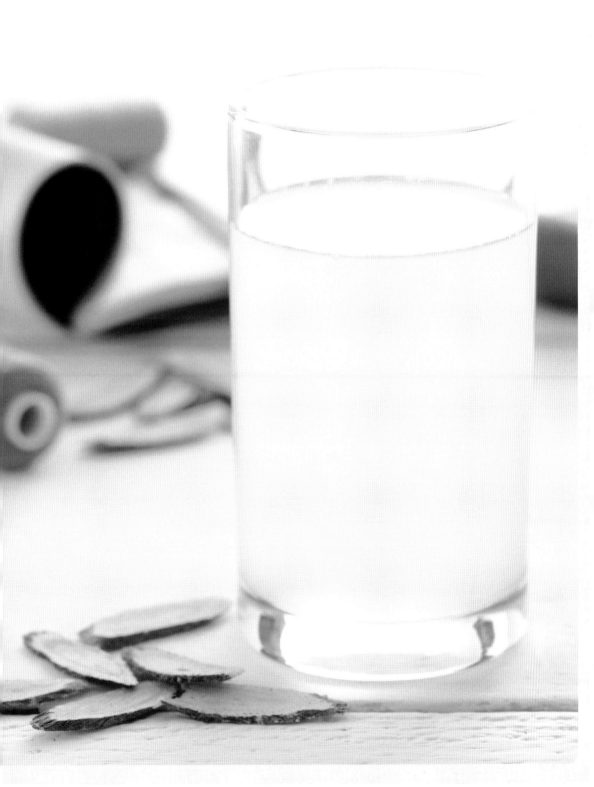

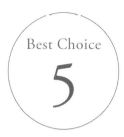

Best Choice
5

百合

心情煩燥時，可寧心安神

百合是植物百合的肉質鱗葉，應用範圍很廣，能滋陰、潤肺、養心、安神等，有乾品（乾燥百合）、鮮品（新鮮百合）之分，鮮品多用在食材、藥膳，煮湯後的風味極佳；乾品則以入藥為主。挑選時要選表皮潔白、無斑點，鱗片包覆緊實、葉片厚實的為佳，如果是乾品，聞起來不能有刺鼻的二氧化硫味道，以避免買到劣質品。由於百合具安神作用，常心情煩躁、晚上睡不好，或是就算睡著了，腦子也無法停止思考的人，可多喝下列的百合安神飲。

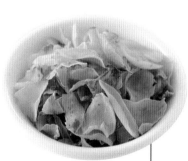

Dr.Chen 養生飲

百合安神飲

材料：百合 1.5 公克、合歡皮 1.5 公克

作法：1. 將所有藥材放入茶包袋中。

2. 將茶包袋放入保溫杯中，倒入約 300c.c. 熱開水。

3. 蓋上蓋子，悶約 15 分鐘後，即可飲用。

喝法：一天一次，晚上喝。

注意事項：容易腹瀉的人少喝。

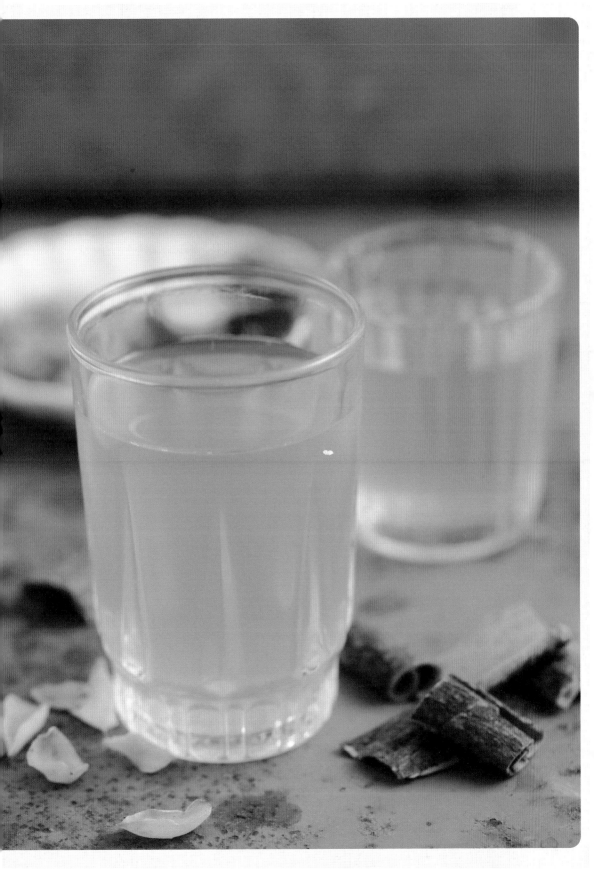

Best Choice
6

茯苓

水腫難消時，可排水利尿

一種生長在樹上的真菌核體，功效非常廣泛，一年四季都可使用，古人稱之為「四時神藥」。外皮稱為茯苓皮，功效以利水為主；靠近皮部淡紅色的部分稱為赤茯苓，可清利濕熱；中間帶有植物根部的部分稱為茯神，以鎮靜安神為主。一般常使用的茯苓，以補脾胃、利濕氣為主。由於茯苓容易蟲蛀、發霉、變色，挑選時應注意外觀顏色，必須有光澤，聞起來沒發霉味；保存時也應保持乾燥、涼爽。如果常在傍晚時覺得腳很腫，鞋子都快穿不下的人，就可多喝下列的排水飲，幫助排水利尿。

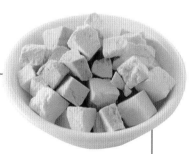

Dr.Chen 養生飲

茯苓排水飲

材料：茯苓 2 公克、玉米鬚 1 公克

作法：1. 將所有藥材放入茶包袋中。

2. 將茶包袋放入保溫杯中，倒入約 300c.c. 熱開水。

3. 蓋上蓋子，悶約 15 分鐘後，即可飲用。

喝法：一天一次，白天喝。

注意事項：腎功能較差的人，不宜飲用。

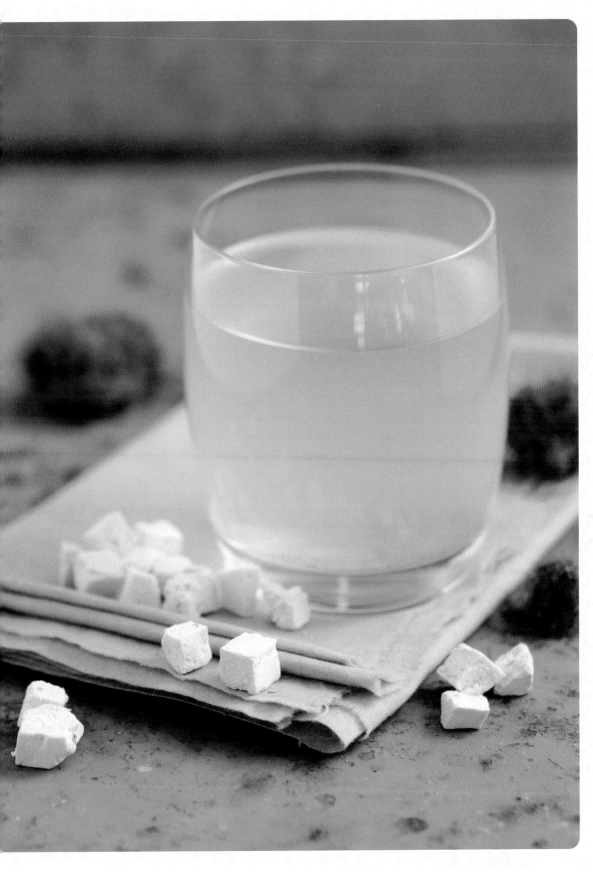

人參

溫補強身,使用時要慎選

人參種類很多,依炮製方法不同來分,採收後,未經其他
處理的稱為水參;洗淨後曬乾的稱為白參;經過蒸煮後再
曬乾的稱為紅參,「人參皂苷」含量最高。依產地來分,
美國、加拿大多產花旗參,補氣效果中等,常用在氣管、
鼻子過敏,較不燥熱;高麗參產於韓國及中國東北,補氣
效果強,服用後口渴屬正常現象;日本產的叫東洋參,品
種與高麗參相同,但炮製方法不同,補氣效果較弱,適合
用在大病初癒、虛不受補的人;做藥膳時可依不同需求,
選擇不同的人參。

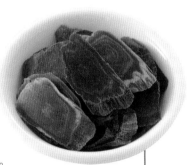

Dr.Chen 養生飲

人參補氣飲

材料:人參 3 片

作法:1. 將人參放入茶包袋中。

2. 將茶包袋放入保溫杯中,倒入約 300c.c. 熱開水。

3. 蓋上蓋子,悶約 15 分鐘後,即可飲用。

喝法:一天一次,白天喝。

注意事項:感冒初期的患者,不宜飲用。

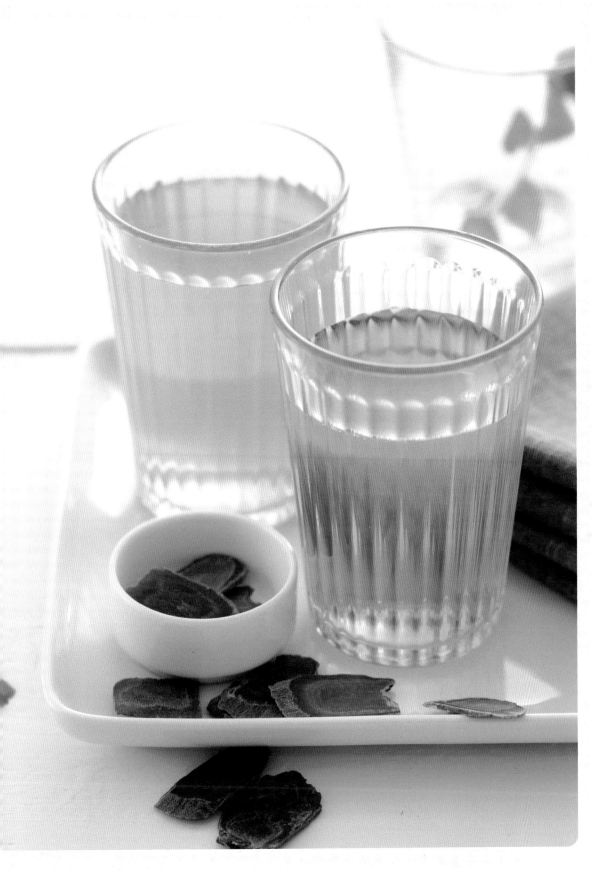

丹參

活血化瘀，還能護腦強心

丹參是女性月經結束、產後調理常用的一味藥，有「一味丹參，功同四物」之說。主要作用是活血化瘀、止痛，多用於治療關節紅腫熱痛及風濕病痛，和大部分的活血藥物相比，其補血效果較差，若血虛的人需要補血，可再搭配補血的藥物或食材；若正在服用抗凝血劑，或是手術前後、懷孕婦女，不建議自行使用丹參，以免造成出血等凝血問題。女性若月經量少、常有血塊，或冬天時手腳冰冷，嘴唇容易發紫的人，透過丹參有很好的活血效果，可搭配老薑製成下列的活血飲，溫暖身體。

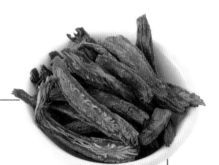

Dr.Chen 養生飲

丹參活血飲

材料：丹參 3 公克、老薑 1 片

作法：1. 將所有藥材放入茶包袋中。

2. 將茶包袋放入保溫杯中，倒入約 300c.c. 熱開水。

3. 蓋上蓋子，悶約 15 分鐘後，即可飲用。

喝法：一天一次，白天喝。

注意事項：孕婦、服用抗凝血劑或手術前後的患者，不宜飲用。

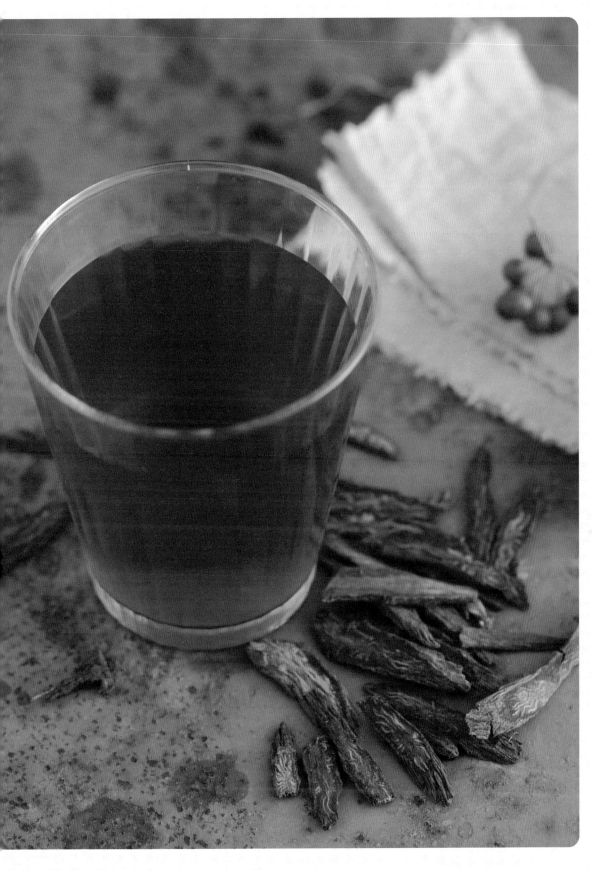

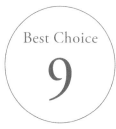

Best Choice
9

玉竹

有效防老化，是女性保健聖品

玉竹是百合科植物玉竹的根莖，作用以養陰、滋補為主，古書中記載其功效為令人強壯、悅顏色，現代研究也發現，玉竹對於治療文明病，或養顏美容等都有不錯的效果。乾燥後的玉竹，外觀呈現黃白色或淡棕色半透明狀，質硬而脆，容易折斷，聞起來有一股淡淡的清香，嚼起來帶有一點甜味，不管是入藥或入湯，都很適合。若覺得最近膚況不好，或想延緩老化，維持肌膚緊緻的女性朋友們，不妨多喝下列的美容飲，遠離歲月痕跡。

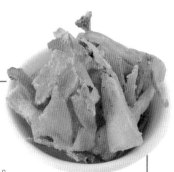

Dr.Chen 養生飲

玉竹美容飲

材料：玉竹 3 公克、白芷 0.5 公克

作法：1.將所有藥材放入茶包袋中。

2.將茶包袋放入保溫杯中，倒入約 300c.c. 熱開水。

3.蓋上蓋子，悶約 15 分鐘後，即可飲用。

喝法：一天一次，白天喝。

注意事項：容易腹瀉的人少喝。

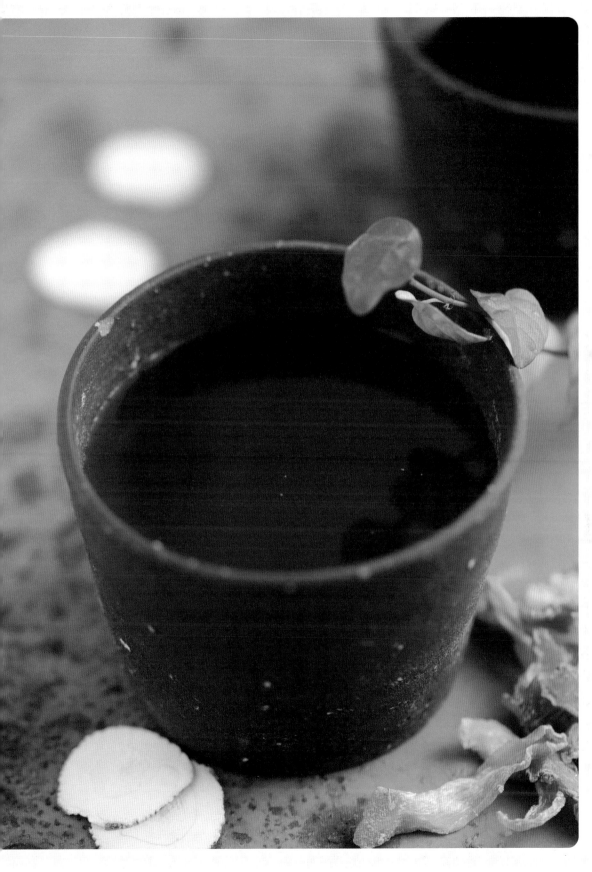

麥門冬

提高免疫力，有效降血糖

麥門冬是百合科植物的塊根，有抗菌、提高身體免疫力、降血糖等功效。《本草綱目》中記載：「久服輕身，不老、不飢。」形容只要吃下麥門冬，便不容易飢餓、老化。麥門冬呈紡錘形，兩端尖尖的，長約 1.5 ～ 3 公分，外觀呈淡黃色或黃白色，有縱向細紋，挑選時要選擇肥大飽滿，嚼起來有黏性，聞起來不應有霉味或刺鼻二氧化硫味的品種。此外，麥門冬對於常熬夜、口乾舌燥，或口臭、嘴巴破等症狀，有很好的緩解效果，可搭配金銀花製成下列的降火飲飲用，避免火氣上升。

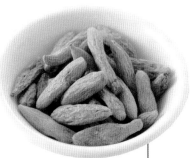

Dr.Chen 養生飲

麥門冬降火飲

材料：麥門冬 3 公克、金銀花 1 公克

作法：1. 將所有藥材放入茶包袋中。

2. 將茶包袋放入保溫杯中，倒入約 300c.c. 熱開水。

3. 蓋上蓋子，悶約 15 分鐘後，即可飲用。

喝法：一天一次，白天喝。

注意事項：容易腹瀉的人少喝。

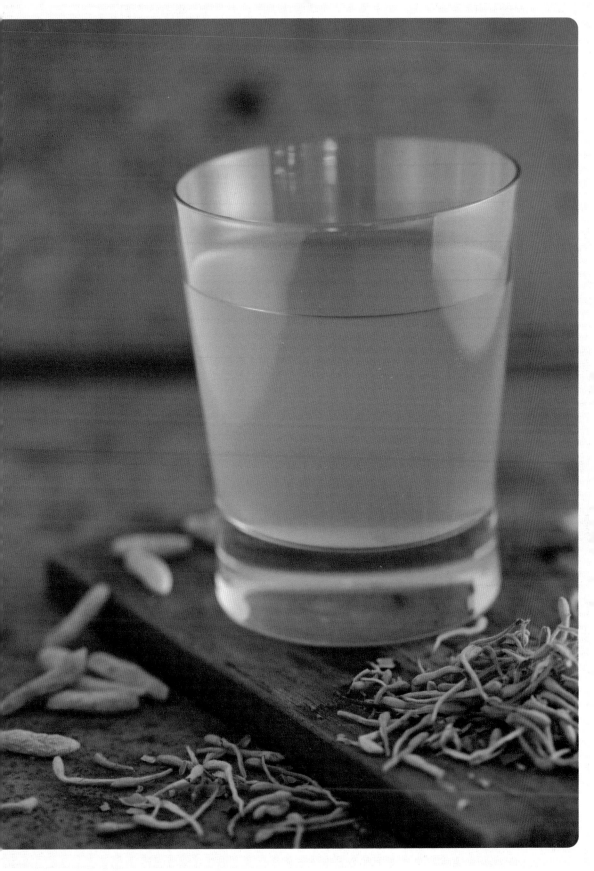

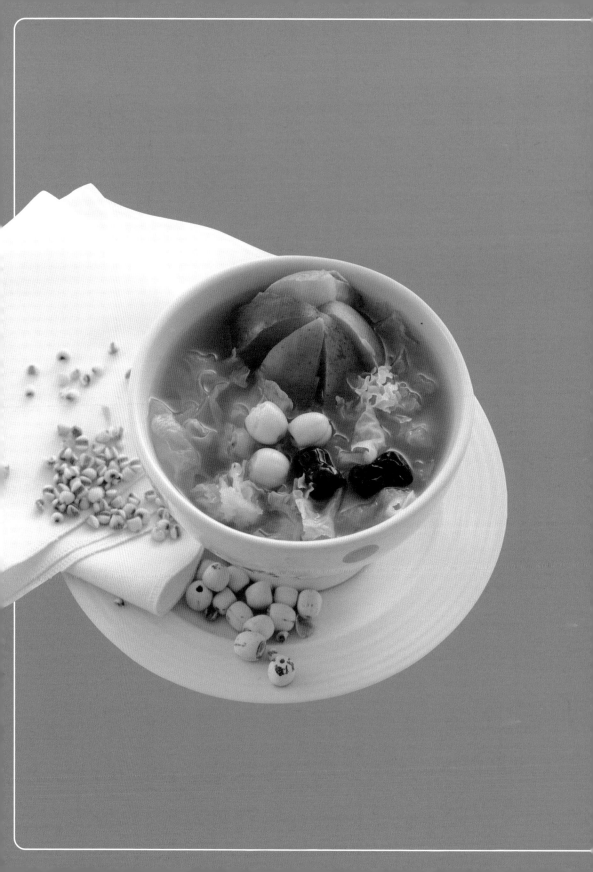

Chapter

2

元氣湯

忙碌族必備，每天喝好健康

—

最近有點虛 　當歸羊肉補氣湯

每天都加班 　東洋參肉片元氣湯

吃出聰明腦 　南瓜必勝湯

找回活腦力 　天麻海帶健腦湯

全身都痠痛 　白芍排骨湯

起身就頭暈 　丹參豬肝補血湯

總是拉不停 　山藥排骨止瀉湯

手腳冷冰冰 　老薑麻油雞湯

給我好氣色 　銀耳蓮子美肌湯

疲勞時多喝元氣湯，
補氣效果最好

「陳醫師，什麼是元氣啊？」這是我在診間最常被問到的問題之一，一般人覺得自己精神差時，大多會說「沒元氣」，但你知道「元氣」指的是什麼？簡單來說，人體的氣藏於血中，可運行在血脈之外，也可聚集在穴位之中，前者用以維持各器官的運作、修復組織等；後者可滋養皮肉筋骨、抵抗外來的病毒，應付外在環境的劇烈變化，保護人體的正氣不受損，避免產生疾病等不適感。

不過，元氣到底怎麼來的呢？人體的氣有兩個來源，**一是由父母遺傳下來的先天之氣，藏在腎臟中，即「元氣」**；二是從日常生活中攝取獲得的後天之氣，包括由肺臟呼吸空氣而來的清氣，以及脾臟運行食物而來的水穀精氣，這兩種氣會送到胸中暫時儲存起來，形成「宗氣」。當腎臟的元氣向上運行與宗氣會合，便形成身體所需要的營氣和衛氣，可提供身體營養與抵抗力。由此可知，中醫認為的健康，除了先天的遺傳與臟腑的平衡之外，良好的飲食習慣也是維持身體元氣充足的不二法門。

老本再多也有用完的一天，身體也是

最近因過勞而猝死的新聞，似乎有越來越多的傾向，現代人工作忙碌，生活步調快，飲食、作息常不規律，餓過頭

到晚上睡前才大吃，也是常有的事，再加上手機、電腦的普遍，我們常滑手機到忘我，半夜還不睡覺，隔天只好拖著疲累的身體繼續上班，就這樣日復一日、年復一年，最後就是身體發出警訊，小則三五天會好，嚴重可能就必須長期治療，甚至成為猝死的高危險群，非常可怕。

我常跟病患說，「**你如何對待身體，身體就會如何回饋你**」，身體就像一間工廠，就算整天不停運作，也該有休息時間，人體也是一樣。若想保持氣血暢通、元氣充足，就一定要好好對待身體，特別是與氣最相關的肺、脾、腎。因此，若感到疲累或精神不佳時，不妨多喝本章的元氣湯，透過好食物的力量，找回健康及活力。

Dr.Chen 診療室

高麗參可溫補身體，夏天也能食用

　　想補氣，以人參入湯或泡成茶飲，也是很好的選擇。不過，一般人常以為高麗參較補，因此不敢多吃，其實就中醫學上的四性來說，高麗參屬於溫性，溫而不燥，若沒有特殊疾病，一般人都可吃，甚至夏天也可食用，幫助預防因秋季來臨時衍生的疾病。若還是擔心燥熱，食用時將分量減半即可。

正官庄高麗蔘精 EVERYTIME

　　雖然人參購買容易，但我們很少會隨身攜帶，因此坊間也出現許多人參保健食品，強調小包裝、不佔空間，不論是想補充體力、養生、飲酒前後等都可食用，幫助恢後元氣。購買前請仔細閱讀外包裝，選擇通過國家認證的品牌最好，避免買到劣質品。

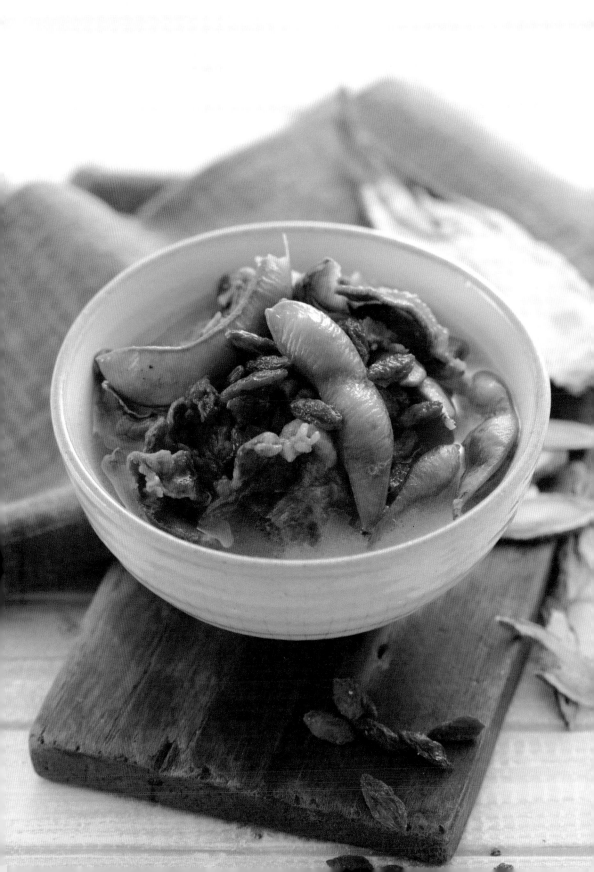

補充體力

當歸羊肉補氣湯

2 人份

30 分鐘

食材——
生薑 20 公克
毛豆 50 公克
羊肉片 250 公克

藥材——
黃耆 15 公克
當歸 10 公克
枸杞 10 公克

現代人生活步調快、工作忙碌，一整天下來常常氣力耗盡，隨便用麵包、餅乾當作一餐，或是忙到晚上九點才吃飯，因為餓過頭，最終就是過量進食。如果再加上晚睡，通常早上起來多半沒精神，有睡等於沒睡，真的是不「累」也難。除了透過均衡飲食、減少夜生活來改善外，亦可多喝本篇介紹的補氣湯，緩解疲勞，比喝蠻牛還有效。

1 黃耆、當歸放進中藥包；枸杞、毛豆用水洗淨；生薑切絲，備用。

2 將好油倒入湯鍋中，薑爆香後加入羊肉片炒至半熟，再全部撈起。

3 將水加入鍋中，再加入 1 的中藥包、枸杞、毛豆。

4 用大火將湯煮滾後，轉小火繼續煮約 15 分鐘。

5 再加入羊肉片與薑絲，繼續煮約 10 分鐘。

6 最後加鹽調味，即可食用。

喝　　法｜ 一週喝二～三次。

注意事項｜ 體質偏燥熱的人，喝完可能會口乾舌燥，甚至嘴巴破，除了可多喝水緩解外，亦可減少飲用頻率，一週改喝一～二次就好。

Dr.Chen's 湯療秘方

黃耆：非常適合補氣的藥材，可用於任何氣虛，尤其是肺、脾兩臟的氣虛更適合。但感冒時宜先治療感冒，消除病毒，痊癒後再食用。

羊肉：能補氣且顧腎，肉質比豬肉細緻，且含必需氨基酸。但因腥羶味道較重，食用前可先用蔥、薑、米酒浸泡去腥味。

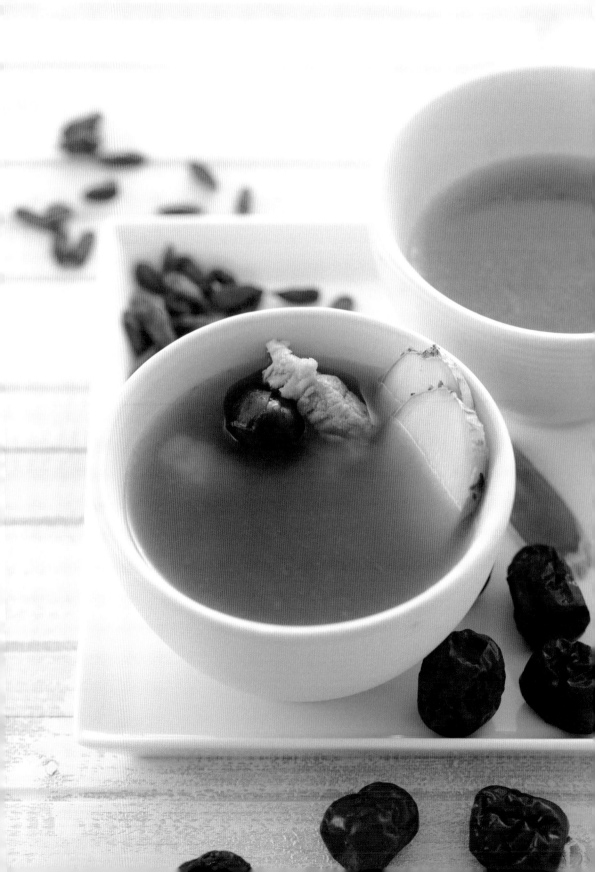

東洋參肉片元氣湯

⊚ **2 人份**
⏱ **30 分鐘**

食材——
豬肉 250 公克
生薑 4 片

藥材——
東洋參 10 公克
枸杞 10 公克
紅棗 4 粒

常加班的人容易疲倦無力、提不起勁，若你在晚上容易頭暈、頭痛，正是因為加班造成體內的氣被過度消耗，身體處於極度氣虛的狀態，嚴重者會變成感冒，引發帶狀皰疹，這也是為什麼有些人只要一加班就生病的原因。有上述症狀的人，一定要多補氣，若最近常加班，不妨將本篇的元氣湯當作早餐食用，就可安然度過瘋狂加班的地獄期。

1　豬肉切丁；生薑片洗淨；紅棗在皮上劃一刀；枸杞及東洋參洗淨，備用。

2　豬肉丁先用熱水川燙後備用。

3　將 1 的所有材料放入鍋中，加水至 8 分滿。

4　先以大火將水煮滾後，再關小火繼續煮約 15 分鐘，即可食用。

喝　　法｜ 每天一碗，白天喝。

注意事項｜ 剛開始喝時，可能會出現口乾舌燥，多喝水就可緩解。另感冒初期者不宜食用，以免延誤病情。

Dr.Chen's 湯療秘方

東洋參：性微溫，適合平常補氣使用，不會引起口乾舌燥等上火症狀，若搭配枸杞、紅棗，除了補氣還可補肝腎。

生薑：可促進循環、增加抵抗力。

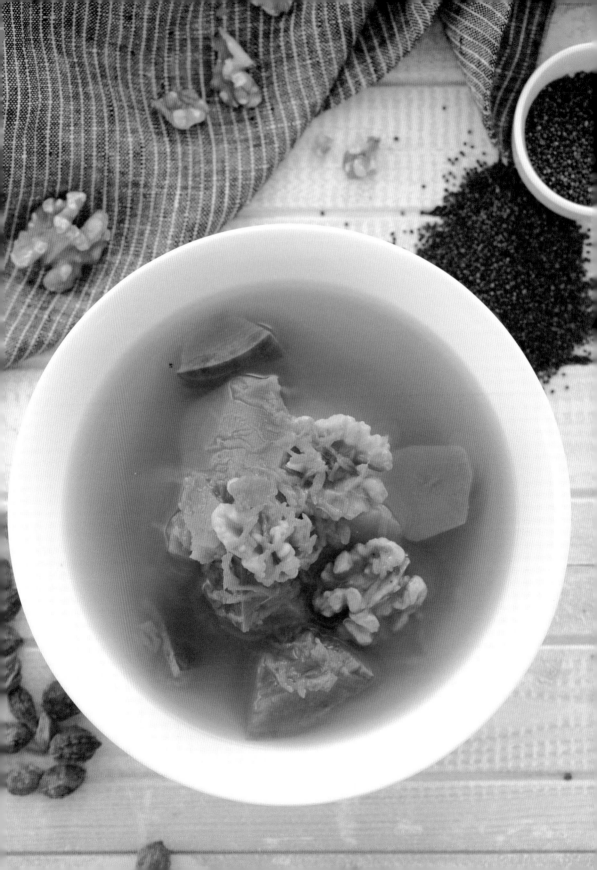

南瓜必勝湯

🧑 **2 人份**
🕐 **30 分鐘**

食材——
蔥 2 根
紅蘿蔔 50 公克
南瓜 50 公克

藥材——
菟絲子 15 公克
益智仁 15 公克
核桃仁 20 公克

中醫認為頭部是「清竅」之所在，人體的清陽之氣都會上到頭部，大腦要清楚，首先氣就要足。大腦若長期處於緊繃狀態，會導致腦血管的緊張度增加，腦部血流供應不足，產生頭暈、頭痛等現象，若再加上一直坐著，肌肉長期緊繃，會形成氣滯血瘀。除了多喝本篇介紹的湯品外，建議每用腦一小時即休息十分鐘，並搭配走路運動，找回活腦力。

1 菟絲子、益智仁放入中藥包；蔥切去綠色部分，白色部分切段；紅蘿蔔切丁；南瓜帶皮切塊；核桃仁洗淨，備用。

2 將 1 的所有食材放入鍋中，加水。

3 先以大火將水煮滾後，再關小火繼續煮約半小時，至紅蘿蔔、南瓜軟爛。

4 最後加入鹽巴調味，即可食用。

喝　　法 ｜ 一週喝二～三次，不限時段。

注意事項 ｜ 容易口乾舌燥、火氣大的人少喝。

Dr.Chen's 湯療秘方

南瓜：可清心醒腦，適合治療頭暈、心煩、口渴等陰虛火旺病症。常用腦過度、神經衰弱、記憶力減退的人，不妨多吃。

核桃仁：含蛋白質、氨基酸及人體必需的不飽和脂肪酸，能提供腦細胞營養。

菟絲子：補腎固精，適合用腦過度、虛弱體質的人。除此之外，也能減輕眼部壓力，減緩疲勞，長時間用眼的人可多服用，達到明目效果。

益智仁：味辛、性溫，溫脾開胃、補腎固精，作用與菟絲子類似，但補氣效果較強，食用量不宜過多，避免上火。

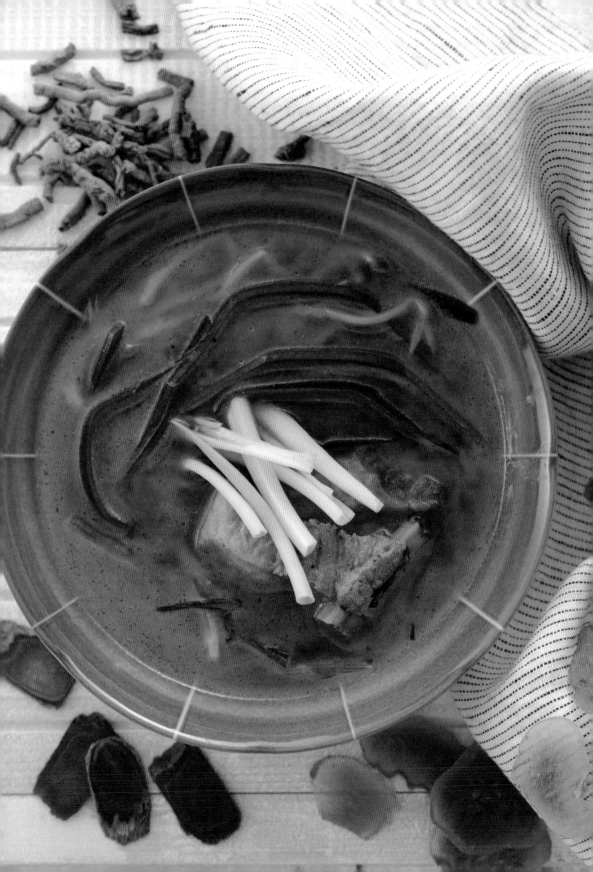

安神醒腦

天麻海帶健腦湯

ⓢ **2 人份**
ⓒ **30 分鐘**

食材——
海帶 20 公克
蔥 2 根
黃豆芽 20 公克
排骨 200 公克

藥材——
人參 10 公克
天麻 15 公克
遠志 10 公克

長期過度用腦，會造成頭昏腦脹，容易失去判斷力，使決策錯誤。有上述狀況的人，可以多喝本篇介紹的健腦湯，而湯品中也特別加入「蔥白」，其實就是常見的青蔥段，但千萬別小看這個不起眼的蔥段，可將身體下方的清氣往上帶到頭部，使大腦保持清醒。若覺得大腦常昏沉，一定要多喝，幫助完成每一項工作。

1   將人參、天麻、遠志放入中藥包；蔥切去綠色部分，白色部分切段；海帶切成適當片段；黃豆芽洗淨；排骨切塊川燙，備用。

2   將 1 的所有食材放入鍋中，加水。

3   先以大火將水煮滾，關小火繼續煮至海帶、黃豆芽軟爛。

4   加入鹽巴調味，即可食用。

喝　　法｜ 一週喝二～三次，白天喝。

注意事項｜ 感冒初期者不宜食用，以免延誤病情。

Dr.Chen's 湯療秘方

海帶： 富含亞油酸、卵磷脂等營養成分，有健腦功效。但因海帶味道較鹹又偏寒性，孕婦及脾胃虛寒、容易腹瀉的人，不宜食用過量。

蔥白： 味辛、性溫，可通陽氣而散陰寒，但因蔥白屬性，容易使人體發汗，因此氣虛且容易流汗的人，不適合長期服用。

天麻： 鎮靜大腦，保護心肝，以達到降血壓、改善血液循環等功效。

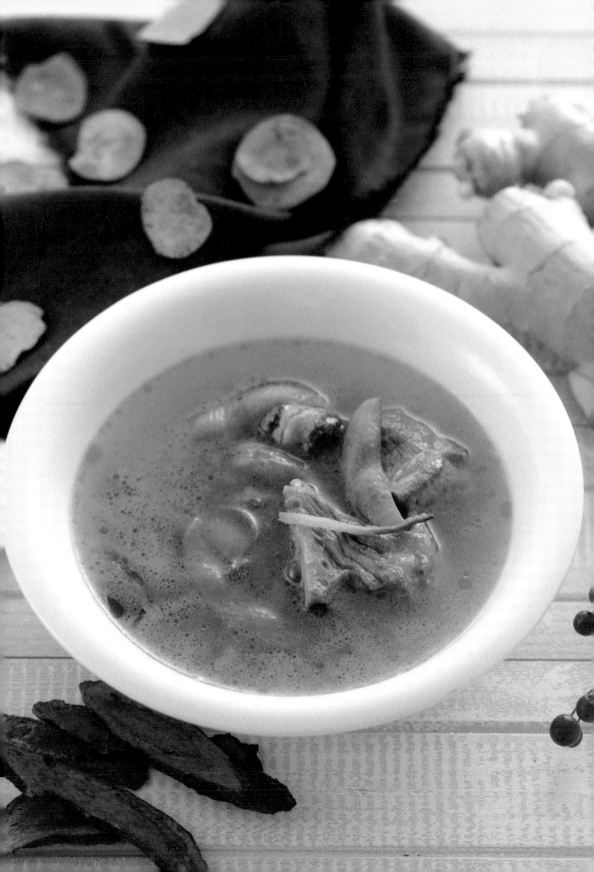

白芍排骨湯

@ **2 人份**
🕐 **30 分鐘**

食材──
生薑 10 公克
毛豆 50 公克
排骨 200 公克

藥材──
炒白芍 10 公克
炙甘草 10 公克

現代人因為久坐或長期姿勢不良，常常覺得腰痠背痛，簡單來說，腰部肌肉一旦僵硬、緊繃就容易腰痠，同時會引起下肢水腫、痠麻。此外，愛玩手機的低頭族，或是壓力大、情緒緊繃的人，也容易引起肩頸僵硬，甚至演變成背痛或頭暈、頭痛等。平時除了維持良好姿勢、放鬆心情外，多喝本篇的湯品，也是很好的解痛法。

1　將炒白芍、炙甘草放入中藥包；生薑切絲；毛豆洗淨；排骨切塊川燙，備用。

2　將 1 的中藥包、毛豆、排骨、水放入鍋中，以大火煮滾。

3　關小火，繼續煮約 15 分鐘，讓毛豆熟透。

4　加入薑絲，繼續煮約 5 分鐘。

5　最後加鹽調味，即可食用。

喝　　法｜ 痠痛嚴重者可每天喝；輕微痠痛者，則一週飲用一～二次即可。

注意事項｜ 容易腹瀉的人要少喝。

Dr.Chen's 湯療秘方

炒白芍： 中醫認為肝主筋，想柔軟筋骨應先柔肝，因此，筋骨僵硬緊繃時，一定要從「肝」來調整。白芍具有柔肝作用，分為生白芍及炒白芍兩種，炒白芍比較偏補性，可用來養血調經、柔肝止痛；生白芍一般用在調和營衛，多用在感冒、流汗等症狀。

毛豆： 含有豐富的優質蛋白質，可提供修復肌肉蛋白所需的氨基酸，幫助強化肌肉，減少因肌力不足而引起的痠痛。

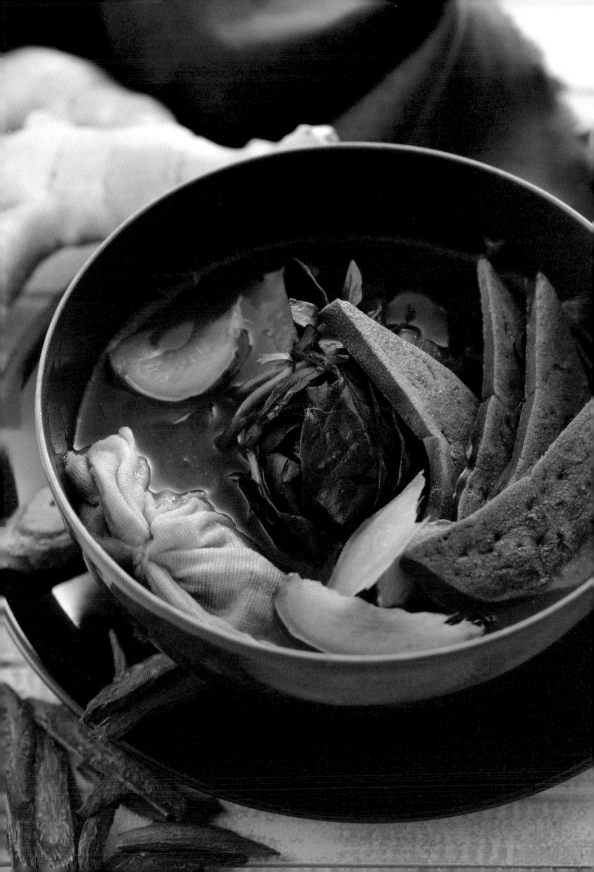

················ 補氣活血

丹參豬肝補血湯

🙍 2 人份
🕐 30 分鐘

食材——
紅鳳菜 100 公克
豬肝 200 公克
老薑 10 片
麻油 100ml

藥材——
丹參 15 公克
雞血藤 15 公克

中醫認為頭暈可能是因氣虛或血虛造成，「血虛」就是貧血，一旦血液不足，無法提供腦部充足的營養時，就會引起頭暈；「氣虛」就是推動血液的力量不足，導致站起時，血液無法上到頭部，才會引起頭暈。血在身體中不斷運行，周流全身，要透過氣當作動力，而氣也要依賴血，才能發揮作用。因此中醫補血時，也會同時補氣，讓器官的機能正常運作，進而推動血液的運行。

1　丹參、雞血藤放入中藥包；老薑、豬肝切片；紅鳳菜洗淨，備用。

2　將麻油倒入鍋中，加薑爆香。

3　將 1 的中藥包、水放入鍋中，以大火煮滾後，關小火續煮 15 分鐘。

4　將紅鳳菜放入 3 的鍋中，煮約 5 分鐘後，放入豬肝。

5　等豬肝熟透後再加鹽調味，即可食用。

喝　　法｜ 一週喝二～三次，白天喝。

注意事項｜ 本湯品具有活血化瘀的作用，有服用抗凝血劑、凝血功能異常、或是手術前後的病人，不宜食用。

Dr.Chen's 湯療秘方

丹參：味苦、性微寒，主要功效是活血調經，除了補血的功效外，也能活血化瘀，讓氣血循環變好。

紅鳳菜：可活血化瘀、清熱消腫，富含鐵質，可增強身體的造血機能。菜的顏色越紅，鐵含量越高，但因屬性偏涼，烹煮時可加入少許薑片，緩和涼性。

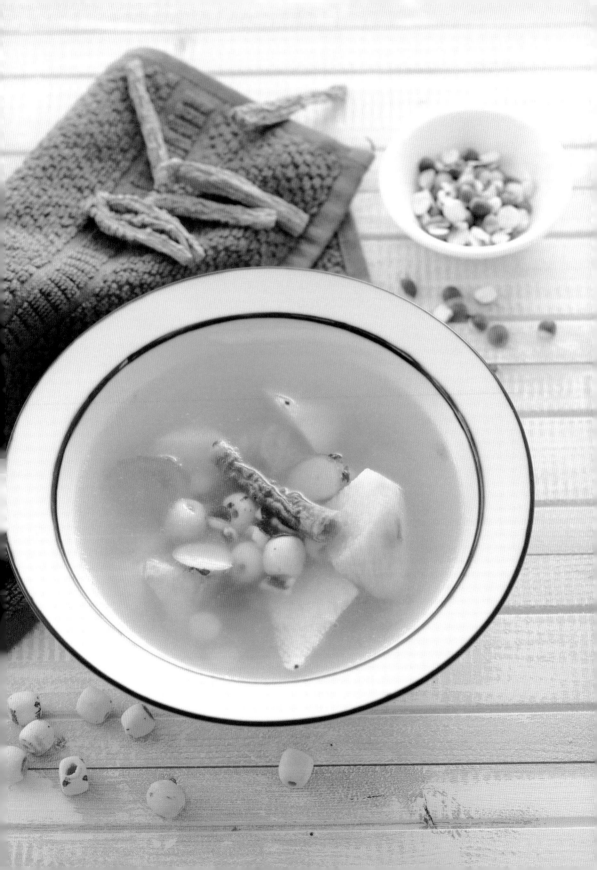

········· 溫補脾胃

山藥排骨止瀉湯

2 人份
30 分鐘

食材——
山藥 100 公克
排骨 200 公克
老薑 3 片

藥材——
黨參 10 公克
蓮子 15 公克
芡實 20 公克

腹瀉可分為急性與慢性，急性腹瀉大多與飲食不乾淨有關，通常不會超過一週，糞便味道會有別於平常，或夾雜食物腐敗的酸臭味。若腹瀉超過一星期，就稱為慢性腹瀉，糞便通常沒有特殊味道，肚臍附近摸起來冰冰冷冷的，可能是慢性腸道感染、腸胃功能障礙、交感神經問題等，亦可能是其他更嚴重的病症。從中醫的角度來看，只要適度溫補脾胃，就可緩解慢性腹瀉。

1　黨參、芡實放入中藥包；蓮子泡水；老薑切片；山藥切塊；排骨切塊川燙，備用。

2　將 1 的所有材料放入鍋中，加水。

3　以大火將水煮滾後，關小火繼續煮約 25 分鐘。

4　最後加鹽調味，即可食用。

喝　　法｜ 一週喝二～三次，白天喝。

注意事項｜ 急性腹瀉的患者，待症狀開始緩解後才能喝。

Dr.Chen's 湯療秘方

山藥：味甘、性平，有益腎氣、健脾胃、止腹瀉等作用，曬乾後可當作中藥。因容易購買，非常適合用來補脾胃、止瀉。

芡實：味甘澀、性平，主功效是健脾止瀉、除濕止帶，常用在婦女分泌物多時，此外，脾胃虛弱、容易腹瀉者，也可食用。

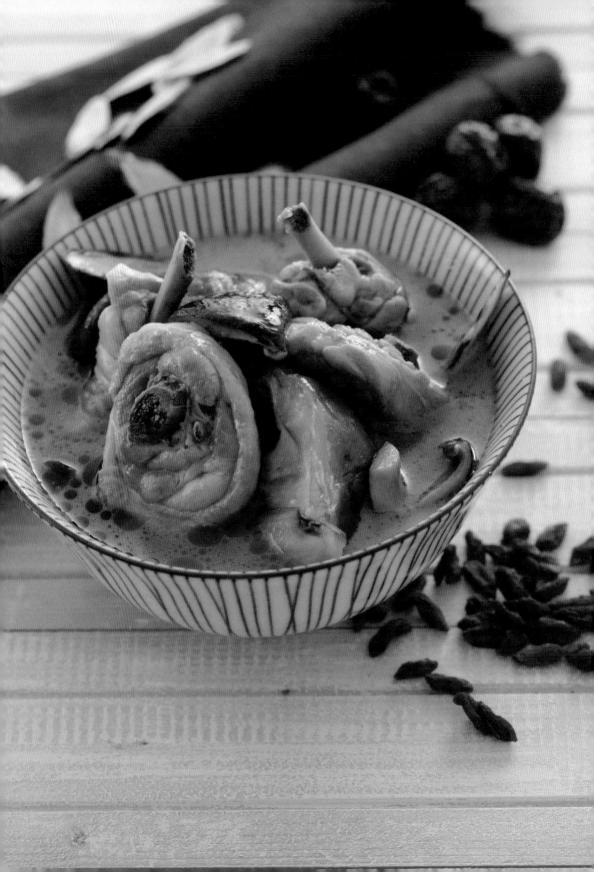

········· 促進血液循環

老薑麻油雞湯

⊗ 2 人份
⏱ 30 分鐘

食材——
麻油 100ml
老薑 10 片
香菇 5 朵
雞肉 300 公克

藥材——
黃耆 10 公克
枸杞 10 公克
紅棗 4 粒

手腳冰冷是女性常見的問題，有兩種可能，一是脾胃虛寒，二是氣虛，前者是因為身體中心的溫度、熱能不足，四肢末端當然更冷；後者是身體中心溫度夠，但是氣不夠，無法將熱傳送到四肢末端，所以一樣會手腳冰冷。除此之外，兩種情況同時存在的人也不少，因此適度幫身體溫補、補氣，多喝麻油雞湯，手腳自然不冰冷，身體永遠都溫暖。

1　黃耆、枸杞、紅棗放入中藥包；老薑切片；香菇切成適當大小；雞肉切塊後川燙，備用。

2　將麻油倒入鍋中，放入薑片爆香，再將香菇與雞肉放入鍋中拌炒。

3　將水加入鍋中，再加入 1 的中藥包。

4　以大火將水煮滾後，關小火繼續煮至雞肉熟透。

5　加鹽調味，即可食用。

喝　　法｜　一週喝一～二次，白天喝。

注意事項｜　體質偏燥熱的人，喝完可能會口乾舌燥，甚至嘴巴破，只要多喝水就能緩解。

Dr.Chen's 湯療秘方

麻油：是芝麻提煉而來的食用油，氣味香濃，本身不會燥熱，但跟薑一起炒過後，就會轉成熱性，達到溫補的功效。

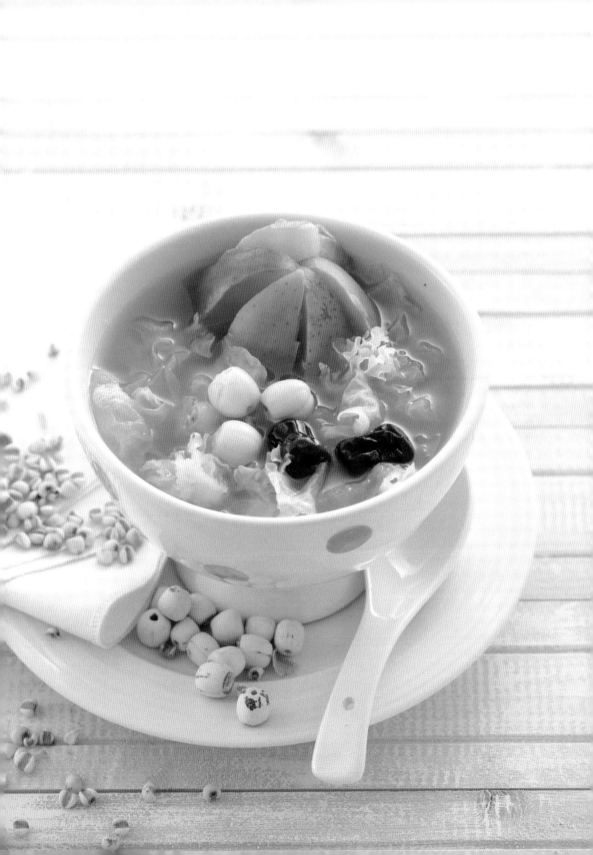

········· 補充膠質

銀耳蓮子美肌湯

👤 2 人份
🕐 30 分鐘

食材──
蘋果 1 顆
銀耳（白木耳）20 公克

藥材──
百合 10 公克
薏仁 20 公克
蓮子 15 公克
紅棗 4 粒

中醫認為，人體內在臟腑氣血的不協調，一定會表現在外在的皮膚、臉部上，以氣虛來說，臉色會黯淡，若血虛，皮膚就會乾燥、臉色蒼白或蠟黃。以女性來說，二十八歲是巔峰期，之後會開始氣血衰退，陰陽不平衡，導致臉部變得焦黃，看起來黯淡。此外，臉色暗沉、有斑點等，與體內的水火平衡有關，晚睡、愛吃辣或炸物，會使體內火氣變大，腎水變少，導致黑色素聚集。此時不妨多喝這道美肌湯，可補充膠質，增加體內保水度。

1 　將蘋果外皮洗淨，切塊；蓮子去心後泡水；在紅棗皮上劃一刀；白木耳泡水，備用。

2 　將 1 的所有材料及百合、薏仁（可直接用熟薏仁）放入鍋中，加水。

3 　待水煮滾後，關小火繼續煮至熟透。

4 　加入少許冰糖調味，即可食用。

喝　　法│ 一週喝二～三次，不限時段。

注意事項│ 逢生理期的女性，不宜飲用。

Dr.Chen's 湯療秘方

白木耳： 又名銀耳或雪耳，味甘、淡、性平，具有滋陰潤肺、益氣和血之功效。富含植物性膠質、蛋白質、礦物質，其中又以鈣質含量最高，也因含有豐富膠質，又稱為「窮人的燕窩」。

太累就容易「爆肝」，
真的嗎？

我們常聽到其他人說，「天啊，好累喔，快爆肝了！」只要熬夜就會說要「爆肝」了，以為操勞過度，肝臟就會爆掉，導致死亡，電視上也常看到因為熬夜工作而猝死的新聞。實際上，這些人的死因並不是肝臟疾病，大部分都是心血管疾病造成的，現代醫學也沒有「爆肝」這個疾病，只有死亡率高達六成的「猛爆性肝炎」。不過，目前並沒有科學研究可以證實疲勞會導致猛爆性肝炎，也就是說，**熬夜並不是影響肝功能的主要原因。**

根據統計，青壯年族群最常發生的肝臟異常是「脂肪肝」，主要是因為血液中的三酸甘油脂過高，使肝臟囤積過多的脂肪顆粒，簡單來說，就是吃太好又沒運動。脂肪肝會導致肝臟功能異常及肝指數過高，成為併發肝硬化的主因，更會造成新陳代謝與心血管疾病。不過，肝臟是無聲的器官，除了多運動外，避免熬夜、不要亂服偏方、草藥，也是養生關鍵。如果已有脂肪肝，三餐更要定時定量、避免甜食及精緻飲食。簡單來說，作息不規律、睡不夠的確會讓人感覺到疲累，但是許多人誤以為勞累過度、壓力大、超時工作就會引起猛爆性肝炎，其實是缺乏科學根據的。

肝與脾相連，補脾氣才能保肝

中醫的理論基礎在於陰陽與五行，人體五臟六腑的相互關係，可透過五行的相生相剋來觀察，五行分別是木、火、土、金、水，對應到五臟的肝、心、脾、肺、腎，由於木克土，即肝木克脾土，一旦肝氣旺就會攻打脾臟，脾氣就會變虛，

脾臟越弱，越容易被肝臟攻擊，變成一個惡性循環。反之，如果脾氣夠旺、夠強大，就不怕肝氣的進攻。因此，要治療肝臟疾病一定要先補脾，脾臟強大了，肝臟自然健康。

脾臟是後天之本，食物、營養必須經由脾臟消化後，才能運送到全身，也就是說，若想要有動力，脾臟的氣就要充足，**如果飲食不正常、餓肚子，或熬夜、勞累過度等，就會損害脾氣，脾氣不足，人就會感覺疲倦、無力**，這就是為什麼操勞過度後，人會變得懶洋洋的原因。如果繼續勞累，脾氣會越來越虛，若再加上伴隨情緒緊繃、壓力大等症狀，將導致肝氣過旺，轉而攻擊脾臟，脾氣會損傷的更快，身體只會越來越虛弱。

因此嚴格上來說，勞累會產生的是「爆脾」，而非「爆肝」，有上述症狀的人除了多休息，也可多喝 P83 的「山藥骨排止瀉湯」，可達到補脾胃的效果。但不論如何，別讓自己太累絕對是養生的第一步，也是不二法門。

養生小知識

熬夜一天，要花好幾天補？

沒錯，熬夜的身體需靠多日休息，才能消除疲勞，這是為什麼呢？因為人一旦熬夜，體內就會缺水，缺水的身體容易引起火氣大，火氣變大後，身體便開始虛耗，容易疲累。年輕時偶爾熬夜，只要隔天多睡一點就好，但隨著年紀變大，器官機能開始老化後，熬夜一次得靠更多的睡眠才能補回來，甚至會越睡越累，完全無法達到休息作用。

因此，若想避免惡性循環，建議平常晚上十一點前就寢，最晚不超過凌晨一點，睡眠時間則以七小時最剛好。如果因工作或其他因素，睡眠無法規律，建議也要在晚上十一點到三點時進入睡眠，至少讓人體在這段黃金睡眠期，也是經絡氣血循行到肝、膽經時休息，較容易緩解疲勞，對身體較好。

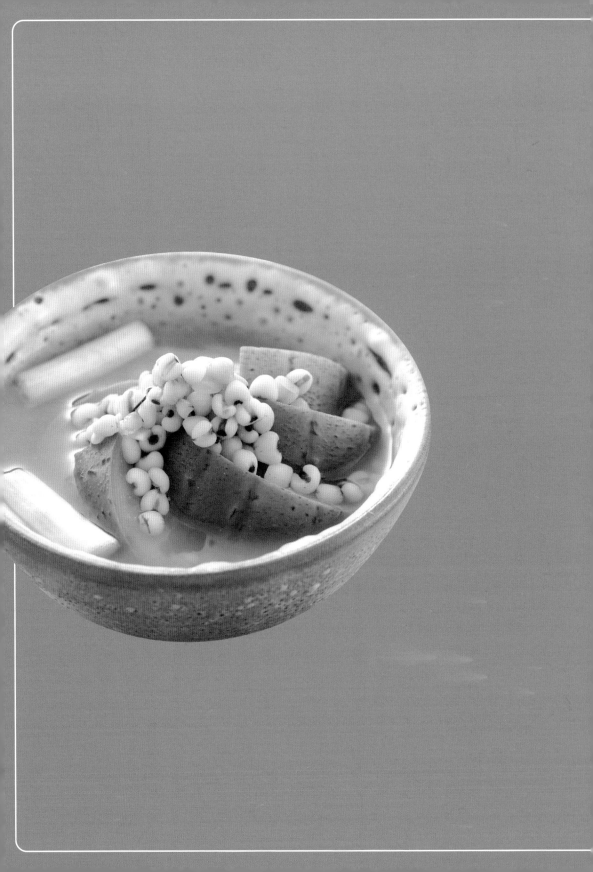

Chapter

3

排毒湯

惱人小毛病，就喝這一碗

—

整天咳不停　桑葉豬肉止咳湯

天冷就感冒　紫蘇蛤蜊祛寒湯

過敏性鼻炎　辛夷雞湯

口有三把火　冬瓜退火湯

長期頭很痛　川芎解痛湯

全身都很癢　地膚子減敏湯

數羊睡不著　酸棗仁好眠湯

睡醒總是汗　浮小麥止汗湯

半夜跑廁所　韭菜暖腎湯

感冒、頭痛等小毛病，
喝湯也能自癒

在台灣，因為全民健保及醫療衛生制度的設計，讓就醫變得便利、費用合理，不希望成為民眾的負擔，但也因此產生了不少問題。像是因為看病便宜，不管大病小病都往醫院跑；看了醫生以後，隔天覺得病情沒有改善，就再換一家看，就這樣，不願意了解身體狀況，或懶得吸收正確健康知識的人越來越多，在過度依賴醫療資源的情況下，現代人對健康越來越一知半解。我也曾在看診時，發現病患因為感冒，同時跑了三間醫院，吃了三種不同的處方，但覺得沒有好轉，所以再來我的門診就醫，聽他說明用藥情況時，我不禁為他捏了把冷汗。

因為這位患者一直覺得病情沒好轉，於是便自己當起藥師，選擇性用藥，覺得一直咳時就多吃一顆咳嗽藥，或是因擔心再度發燒，沒燒時也吃退燒藥預防，結果就是弄得自己滿頭大汗，越來越不舒服，最後聽說中醫治療和緩，只好再次前往。惡性循環之下，一個小感冒甚至要多達半個月才能康復，不但浪費醫療資源，也賠上健康。

任何藥物都有副作用，適量服用較好

其實，不論是西藥或中藥，吃久了對身體都有某些程度上的傷害，我以前在醫學院唸書時，學到的一句話就是「藥

即是毒」，古人也說：「是藥三分毒。」中藥講求藥食同源，濃度高的製成藥物，濃度低的可搭配食物服用，就叫藥膳。**但是，再好的東西如果每天吃，也會出問題，「適量」絕對比「過量」好。**在這個原理下，我常建議大家，身體的小病痛有時不一定非得吃藥，只要了解自己的身體，有足夠的基本健康知識，選擇天然食物也能緩解症狀。

因此，就如同我在前文不斷強調的觀念，只要善用食物的偏性，就能緩解身體的不舒服。例如熬夜晚睡後，隔天因為火氣大，導致口乾舌燥、嘴巴破或口臭，很明顯是因晚睡引起，這時就很適合吃西瓜或喝綠豆湯等偏涼性的食物，緩和體內的火氣，就算沒有吃藥，也能有不錯的效果。因此，本章中收錄了最常見的各式小毛病，若發生這些症狀時，不妨煮一碗我獨家秘傳的速效湯，通常就能緩解症狀，較輕微或不嚴重的問題，甚至能不藥而癒。

Dr.Chen 診療室

經期結束後，一定要喝四物湯補血？

　　中醫的精神是「有是證，用是藥」，當身體出現症狀，可歸類到某一個證型時，就可用相對應的藥物，來緩解身體的不適。但很多女性在不清楚身體狀況下，習慣在經期後喝一帖四物湯補血，並不是很恰當。當月經過後，出現頭暈、疲倦、臉色萎黃、嘴唇蒼白等症狀，經醫師判斷認為屬於「血虛」這個證型時，才能使用補血藥物來補血。若身體還有其他症狀，就必須改以四物湯為基礎，加減其他藥物治療。因此，並非所有人都適合喝四物湯，也不是每次經期結束後都能喝，要看當時的身體狀況而定。

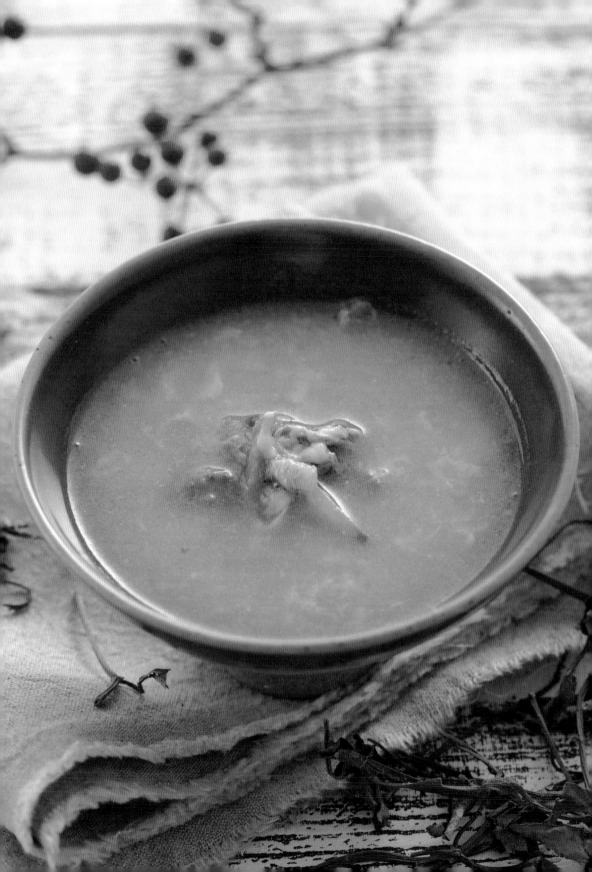

桑葉豬肉止咳湯

⊘ 2 人份
⏱ 30 分鐘

食材——
生薑 10 公克
豬肉（瘦肉）200 公克
雞蛋 1 顆

藥材——
桑葉 10 公克
魚腥草 20 公克

感冒分為風寒跟風熱兩種，前者俗稱「寒性感冒」，症狀以流鼻水、咳嗽、痠痛、發燒為主，鼻水是清清或白白的，痰不多，通常會合併怕冷、怕風；後者俗稱「熱性感冒」，症狀以喉嚨痛、鼻塞為主，鼻涕、痰會比較黏稠，偏黃或綠，身體常會微微發熱、流汗，伴隨口乾舌燥、煩躁。感冒的咳嗽也分寒咳跟熱咳，前者的咳嗽聲音緊緊的、音頻較高，溫差大、吹到冷風時會咳得更厲害，痰較少或呈白色；後者的咳嗽聲較粗大，痰是黃綠色。

1　桑葉放入中藥包；魚腥草洗淨，除去硬梗；生薑切絲；豬肉切丁，備用。

2　倒好油入湯鍋中，加入生薑爆香，再加入豬肉丁，稍微拌炒。

3　將水加入鍋中，再加入 1 的中藥包、魚腥草，以大火煮滾。

4　關小火繼續煮 10 分鐘，將中藥包取出，將蛋打入鍋中，稍微攪拌，關火。

5　加入鹽巴調味即可。

喝　　法 | 風熱（熱性感冒）症狀明顯時，可以一天喝兩次，待症狀解除後，就不需要再喝。

注意事項 | 風寒性感冒患者，不宜飲用。

Dr.Chen's 湯療秘方
桑葉：味苦甘、性寒，可疏風清熱、潤肺止咳，常用在風熱感冒、頭痛咳嗽上。建議使用新鮮栽種的桑葉，入湯味道較佳，或直接至中藥行購買乾燥桑葉。
魚腥草：有天然的抗生素之稱，味辛、性寒涼，有清熱解毒、消腫排膿的作用，對清除肺部濃痰具有極佳的功效。

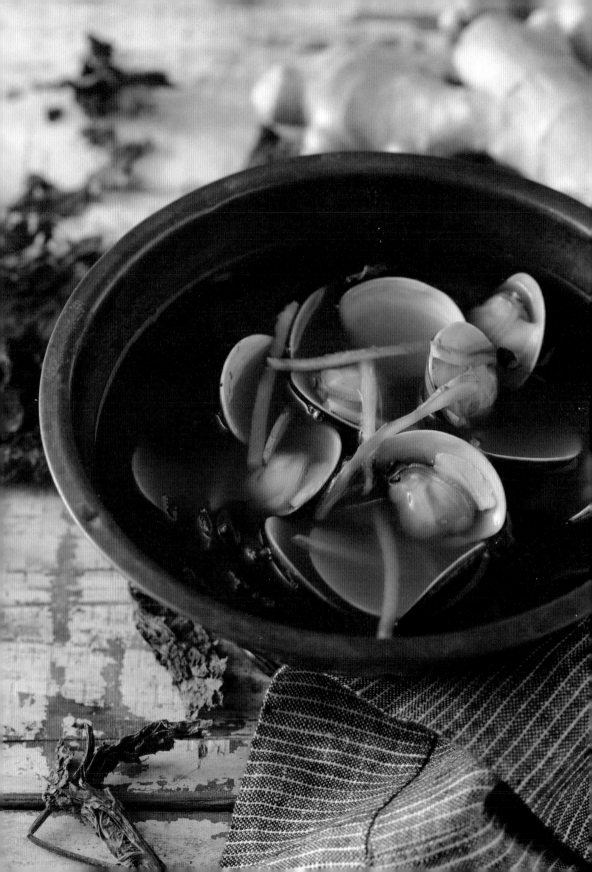

········· 治療風寒

紫蘇蛤蜊袪寒湯

Ⓡ **2 人份**
Ⓣ **30 分鐘**

食材——
生薑 20 公克
蛤蜊 20 個

藥材——
桂枝 10 公克
紫蘇葉 10 公克

很多人分不清楚鼻過敏跟感冒，前者通常會在特定條件下發生，例如剛起床、溫差大、吹風或是到某些特定地點時就會發作；後者通常症狀會改變，可能會流鼻水，接著喉嚨痛、咳嗽、頭痛、怕風等感冒徵兆。只要仔細觀察身體症狀，就能區分兩者的不同。本篇的湯品主治風寒性感冒，這類患者容易咳嗽且痰多，只要多流汗就能緩解，而紫蘇正是有這樣的功效，喝下後能讓身體發汗，治癒感冒。

1 桂枝、紫蘇葉放入中藥包；生薑切絲；蛤蜊用鹽水浸泡，充分吐砂後洗淨，備用。

2 將 1 的中藥包放入鍋中，加水後以大火煮沸，再關小火繼續煮約 10 分鐘。

3 放入蛤蜊與薑絲，轉大火煮沸約 5 分鐘，直到蛤蜊全部打開為止。

4 加入鹽巴調味即可。

喝　　法｜ 一天喝一～二次，不限時段。

注意事項｜ 食用本湯之後，應該會微微流汗，讓風寒隨汗而出，如果沒有流汗，建議可以多加件衣服，讓身體出汗。流汗後要多補充水分，注意不要吹到風，以免加重風寒。

Dr.Chen's 湯療秘方

紫蘇： 味辛、性溫，主功效是發汗、行氣，常用在風寒感冒、咳嗽痰多、或食慾不振上。紫蘇容易栽種，可在住家陽台以盆栽栽種。建議以新鮮紫蘇葉入湯，味道較鮮美，或至中藥行購買乾燥紫蘇葉使用。

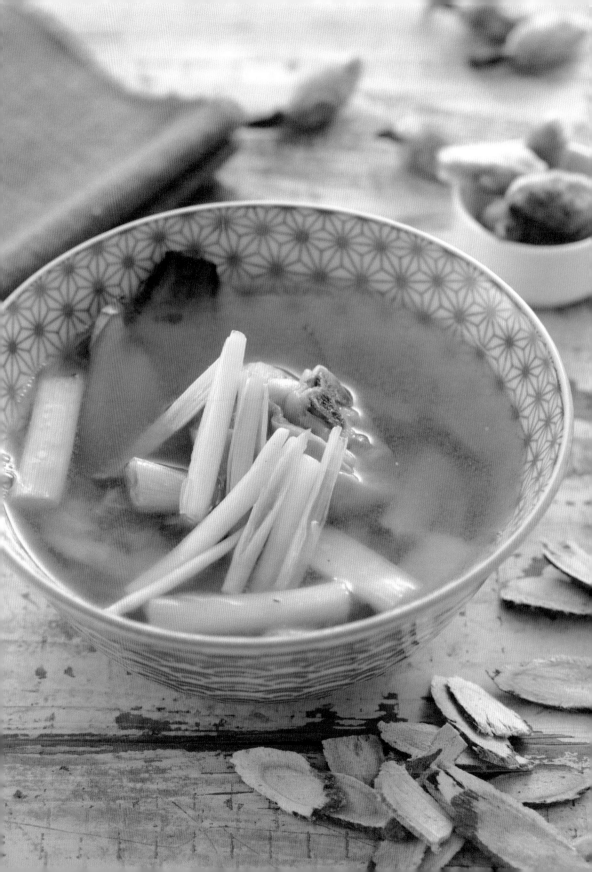

辛夷雞湯

② 2 人份
⏱ 30 分鐘

食材——
薑 20 公克
蔥 2 支
雞肉 200 公克

藥材——
辛夷 10 公克
黃耆 10 公克

「鼻過敏」可簡單分成兩大類，找得到過敏原的是「過敏性鼻炎」，找不到過敏原的是「血管運動性鼻炎」。鼻過敏反覆發作久了之後，鼻黏膜會肥厚、蒼白，進而產生鼻塞、頭痛、失眠，再進一步可能會讓嗅覺失靈、產生鼻瘜肉。以我的治療經驗來說，不會只針對肺臟來處理流鼻水、鼻塞等不適症狀，還會針對脾、腎虧虛的部分進行調理，標本同治，延續治療效果。

1   辛夷、黃耆放入中藥包；薑切片；蔥切去綠葉，留下白色部分後再切段；雞肉切塊後川燙，備用。

2   將 1 的所有材料放入鍋中，加水。

3   以大火煮滾，關小火繼續煮 20 分鐘。

4   加鹽調味後，即可食用。

喝　　法｜ 一天喝一～二次，白天喝。

注意事項｜ 火氣大的人，請酌量食用。

Dr.Chen's 湯療秘方
辛夷：味辛、性溫，主功效是發散風寒、疏通鼻竅，常用來治療鼻塞、鼻水、頭痛等症狀。

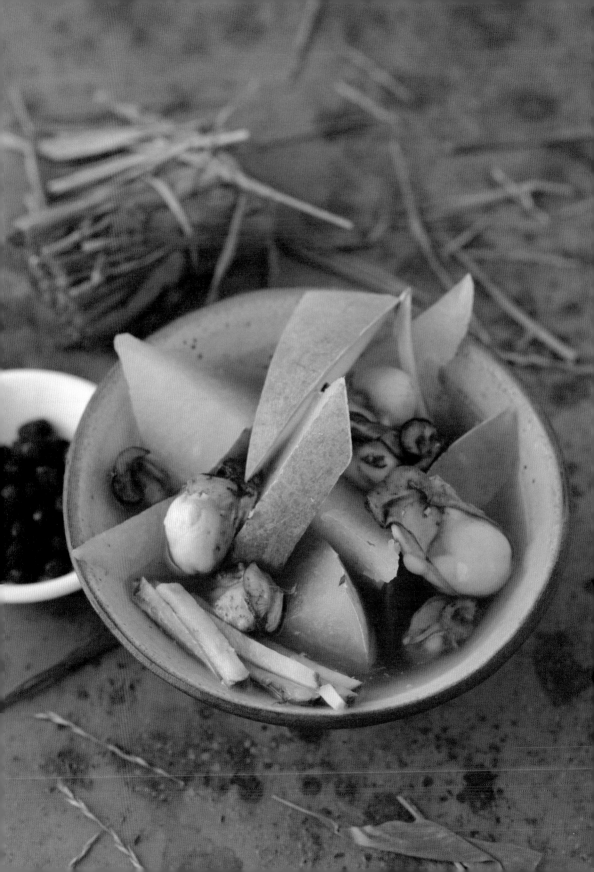

冬瓜退火湯

2 人份
30 分鐘

食材——
生薑 10 公克
豆豉 15 公克
冬瓜 100 公克
鮮蚵 100 公克

藥材——
淡竹葉 10 公克

人體的火氣可分為虛火跟實火，虛火不是外來的火氣，是由身體發出來的，主因是身體裡的「水」減少了，水火不平衡，無法制約身體裡的「火」，火就會相對過旺。常晚睡、睡不好、或更年期婦女，最容易虛火過旺。若平常喜歡吃燒烤、辛辣、油炸物等，這種外加進來的火氣就叫做「實火」，可多喝本篇的退火湯，排除體內火氣。

1　淡竹葉放入中藥包；生薑切絲；冬瓜切塊；鮮蚵洗淨，備用。

2　將 1 的中藥包放入鍋中，加水煮沸。

3　關小火後繼續煮 10 分鐘。

4　加入豆豉、冬瓜煮 5 分鐘。

5　再放入鮮蚵、薑絲，煮 5 分鐘。

6　加鹽調味即可食用。

喝　　法 | 一天喝一～二次，不限時段。

注意事項 | 食用本湯之後，小便量可能會增加，要多補充水分，讓體內的熱隨尿液排出。

Dr.Chen's 湯療秘方

冬瓜：味甘淡、性涼，主功效是清熱利水、解暑熱，可排除體內燥熱、消水腫。脾胃虛寒的人吃多可能會腹瀉，因此料理時可加點薑，緩和涼性。

豆豉：味辛甘、性微苦寒，主功效是除煩、解除表證，即藉由辛味幫助身體流汗，去除體內的熱，所以常用在火氣大、胸悶心煩等症狀上。

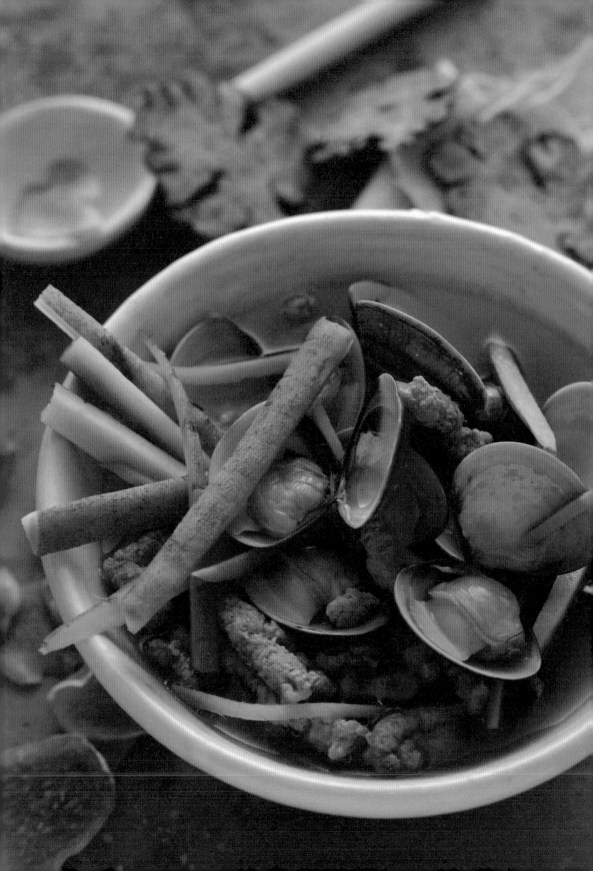

川芎解痛湯

⊛ 2 人份
🕑 30 分鐘

食材——
生薑 10 公克
牛蒡 50 公克
蛤蜊 10 顆
豬肉絲 100 公克

藥材——
天麻 15 公克
川芎 5 公克

如果頭部後側疼痛，屬於太陽膀胱經頭痛，是因為肩頸僵硬或受到風寒、風熱，也就是感冒所引起；如果是頭部兩側疼痛，是少陽膽經所引起，一般跟壓力、緊張有關；如果是前額、眉棱骨（眉毛底下）附近，屬於陽明胃經頭痛，是因為疲倦、用眼過度、宿醉嘔吐引起。若是頭頂痛，是屬於厥陰肝經頭痛，多因體內寒氣太盛所造成。頭痛時吃止痛藥，是治標不治本的方法，建議多喝本篇的解痛湯調理，安心又健康。

1　天麻、川芎放入中藥包；生薑及牛蒡切絲；蛤蜊用鹽水浸泡吐沙，備用。

2　將 1 的中藥包、牛蒡放入鍋中，加水煮沸。

3　關小火繼續煮約 15 分鐘。

4　放入豬肉絲、蛤蜊、薑絲，約煮 5 分鐘，直到蛤蜊全部打開。

5　加入鹽巴調味，即可食用。

喝　　法｜ 一天喝一～二次，不限時段。

注意事項｜ 容易火氣大、氣虛的人少喝。

Dr.Chen's 湯療秘方

川芎： 味辛、性溫，主功效是活血行氣、祛風止痛，常用來治療頭痛，或因氣滯血瘀引起的痛症，故有「頭痛不離川芎」之說。

牛蒡： 原產於中國，是藥食兩用的蔬菜，能「通十二經脈，除五臟惡氣」。現代研究發現，牛蒡富含膳食纖維及多種營養素、微量元素，營養及保健價值極高。

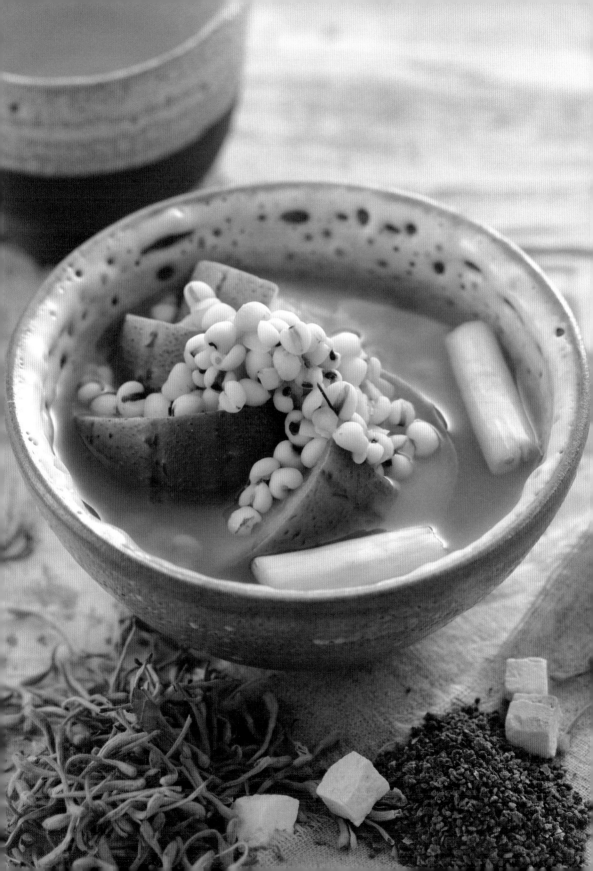

地膚子減敏湯

@ 2 人份
⏱ 30 分鐘

食材——
蔥 1 根
絲瓜 100 公克

藥材——
地膚子 15 公克
茯苓 10 公克
金銀花 10 公克
薏仁 50 公克

癢，是一種使人對發生部位產生搔抓慾的不適感，從中醫角度來看，皮膚癢的原因很多，但離不開「風邪」，因為體虛，感受到風邪後，風邪又跑到皮膚內層，氣血相搏，使風邪往來於皮膚間，產生騷癢感。此外，現代人喜歡吃甜食、喝冷飲，造成身體的濕氣過重，換季時就容易引起皮膚癢。建議選用幫助排濕氣、祛風的藥材或食材入菜，如地膚子、絲瓜，有助於緩解皮膚搔癢。

1　地膚子、茯苓、金銀花放入中藥包；薏仁先泡水軟化，或直接使用熟薏仁；蔥切段；絲瓜切塊，備用。

2　將 1 的所有材料放入鍋中，加水煮沸。

3　關小火繼續煮，直到絲瓜、薏仁軟爛為止。

4　加鹽調味，即可食用。

喝　　　法｜ 症狀嚴重者可每天喝，症狀緩解後建議一週喝一～二次，白天喝。

注意事項｜ 本湯因可利尿，晚上不宜飲用。

Dr.Chen's 湯療秘方

絲瓜：具有清熱利尿、活血解毒的功效，性偏涼，夏季常用來退火。絲瓜除含有蔬菜纖維、營養素外，也含有維生素 B1、C，能保護及細緻皮膚，故絲瓜水又有「美人水」之稱。

地膚子：味苦、性寒，主功效是清熱利濕、止癢，可治療皮膚的各種搔癢症。

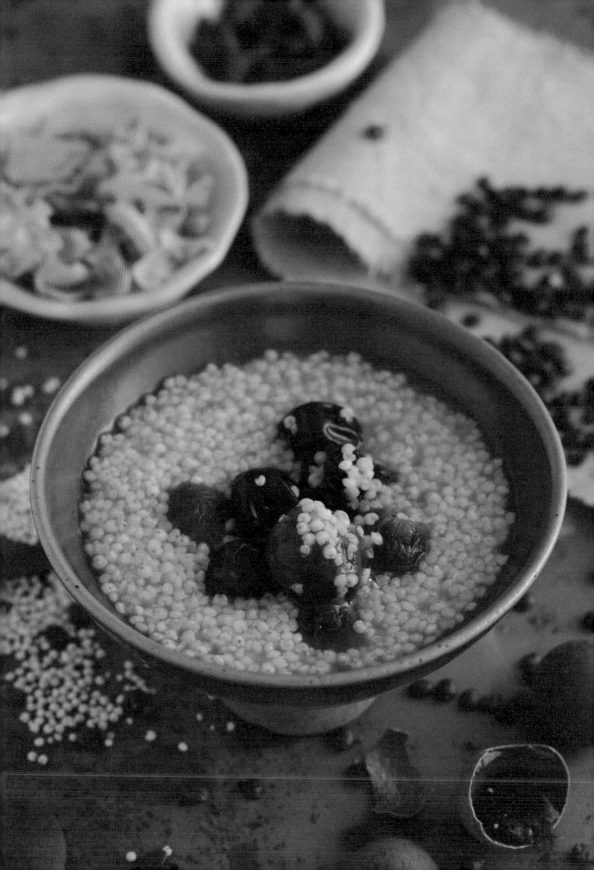

助眠、鎮定心神

酸棗仁好眠湯

ⓐ **2 人份**
ⓒ **30 分鐘**

食材——
小米 100 公克

藥材——
酸棗仁 15 公克
百合 10 公克
桂圓 5 公克
紅棗 4 粒
枸杞 5 公克

睡眠，佔據我們人生的三分之一的時間，中醫認為，失眠跟身體的陰陽不平衡有關。有句話說：「陽入於陰則寐，陽出於陰則寤。」指的是晚上要睡得安穩，靠的是陽氣順利回歸於陰分，使陰氣、陽氣互相交會，心神就得以安靜，幫助好眠到天亮。不過，人體陰陽的平衡狀態會受到疾病、飲食、情緒等各種不同因素影響，導致陽不入於陰，造成失眠。這時就很適合飲用本篇的好眠湯，幫助入睡。

1 酸棗仁、百合、枸杞放入中藥包；桂圓、紅棗去籽及切小塊，備用。

2 將 1 的所有材料及小米放入鍋中，加水煮沸。

3 關小火繼續煮約 20 分鐘，直到小米煮成粥後，即可食用。

喝　　法 ｜ 每天喝一次，建議睡前一～二小時喝。

注意事項 ｜ 飲用後因會想睡，故外出、工作前勿喝。

Dr.Chen's 湯療秘方

酸棗仁：味酸甘、性平，主功效是養心益肝、安神斂汗，常用來治療心悸、失眠、體虛多汗，是中醫用來治療失眠常用的藥物。

小米：味甘、性微寒，主功效是健脾和胃、補益虛損，其鐵質含量甚至比大米高一倍，還含有豐富的色氨酸，能在體內代謝成 5- 羥色胺，進而抑制中樞神經興奮度，產生一定的睏倦感。由於小米熬成粥後營養價值高，也有「代參湯」之美稱，表示其功效不輸人參。

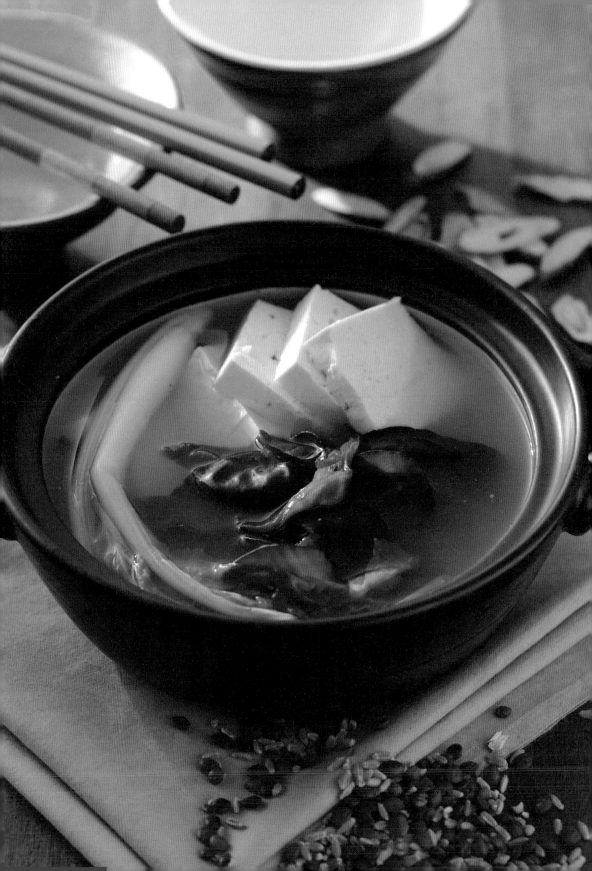

浮小麥止汗湯

2 人份
30 分鐘

食材——
黑木耳 40 公克
豆腐 1 塊
小白菜 100 公克

藥材——
浮小麥 10 公克
酸棗仁 5 公克
黃耆 10 公克

出汗其實對身體有益，讓體內的水分和廢物能隨著汗液排出身體，一旦體內代謝正常，身體負擔就能減少。一般來說，汗液中大部分是水分，用來幫助身體散熱，調節體溫，但是如果在不正確的時間流汗、或是流汗過多，對生活就會造成困擾。中醫把異常流汗分為「自汗」跟「盜汗」，自汗是指白天出汗過多，一般是由氣虛或體內火氣大引起；盜汗是指夜間不正常出汗，一般是由陰虛火旺引起，尤其是更年期婦女，最容易發生。

1　浮小麥、酸棗仁、黃耆放入中藥包；黑木耳切絲；豆腐切塊；小白菜洗淨。

2　將 1 的中藥包、黑木耳放入鍋中，加水煮沸。

3　關小火繼續煮約 15 分鐘，再加入豆腐、小白菜，繼續煮約 5 分鐘。

4　加鹽調味，即可食用。

喝　　法 ｜ 每天喝一次，建議晚上喝。

注意事項 ｜ 感冒初期患者，不宜多喝。

Dr.Chen's 湯療秘方

浮小麥：指小麥採收後，經水漂洗浮在上層，癟瘦輕浮與未脫淨皮的麥粒。味甘、性涼，主功效是斂汗、益氣、除熱，常用於治療陰虛盜汗或體虛多汗。除了因為感冒、生病引起的多汗，由其他不明原因引起的多汗，浮小麥都具有一定的緩解效果。

小白菜：十字花科植物，性平、味甘，含豐富鈣質、維生素 B1、B6、泛酸，對於改善神經緊張、助眠，有很好的效果。

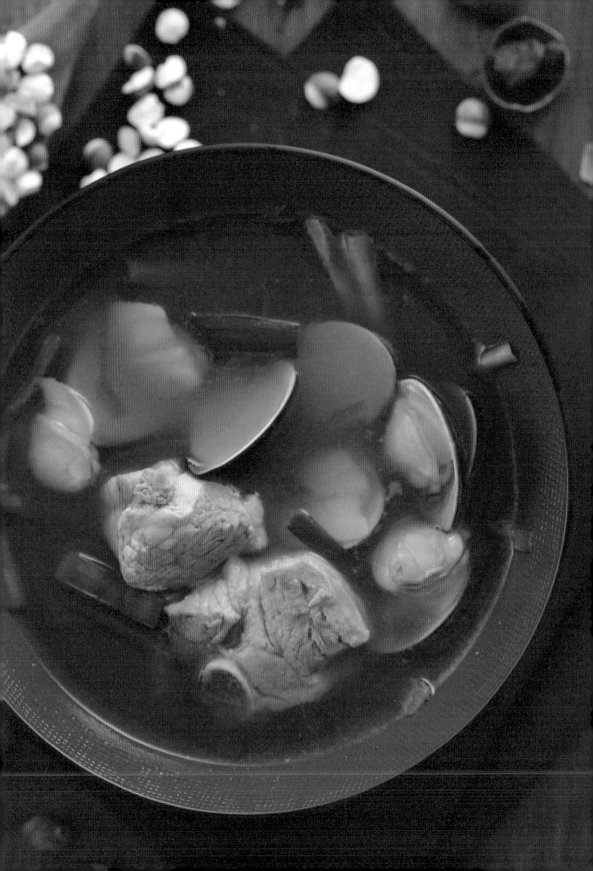

········ 改善夜間頻尿

韭菜暖腎湯

2 人份
30 分鐘

食材——
韭菜 100 公克,
排骨 100 公克
蛤蜊 10 顆

藥材——
益智仁 10 公克
芡實 15 公克
桂圓 10 公克

頻尿可分為感染性跟非感染性，前者除了小便次數頻繁，量不多且顏色偏深，有灼熱感外，還常常合併舌尖紅、舌破、煩躁等心火症狀，這一類型的頻尿，建議盡快找專業醫師治療，切勿耽擱。非感染性頻尿一般都跟虛症有關，常因工作壓力大、情緒緊繃、心情鬱悶，或勞累過度、飲食不規律、通宵熬夜、嗜食生冷食物所引起，只要改變作息及飲食，並多喝本篇的湯品，適度補足氣虛，就能改善。

1　益智仁、桂圓、芡實放入中藥包；排骨川燙；蛤蜊用鹽水浸泡，充分吐砂後洗淨；韭菜洗淨後切段，備用。

2　將 1 的中藥包、蛤蜊、排骨放入鍋中，加水煮沸。

3　關小火繼續煮 15 分鐘。

4　加入韭菜，繼續煮 5 分鐘，直到韭菜變軟好入口。

5　加入鹽巴調味即可。

喝　　法｜ 一週喝二～三次，白天喝。

注意事項｜ 需要哺乳的女性，不宜飲用。

Dr.Chen's 湯療秘方

益智仁：味辛、性溫，主功效是溫脾開胃、暖腎縮尿，常用來治療頻尿、遺精、漏尿等症狀。

韭菜：味辛、性溫，具有補腎、溫陽的功效，又叫「起陽草」，味道鮮美。氣味獨特是因含有硫化物，具有殺菌消炎的作用，有助於補充人體陽氣、提升免疫力，自古即有「男不離韭、女不離藕」之說。

有病治病，沒病強身，
一定要貼三伏貼？

中醫以治療方式來說，可分兩大類，一種是「內治法」，另一種則是「外治法」，前者是透過內服中藥來治療疾病，中藥經過口服之後，以全身性的效果為主；後者則是透過皮膚、黏膜給藥，或是利用工具刺激身體外表，達到治療疾病的目的，通常以局部作用為主，也可以透過穴位刺激達到全身性的作用。外治法在兩千多年前的《黃帝內經》中就已記載，直到現在都仍被廣範使用，包括針法、灸法、浸洗法、膏貼法、腐蝕法、敷塗法、煙燻法等，都是屬於外治法的範圍。整體來說，內治法及外治法都是中醫師用來治療病人的方法，可依照病患的病情靈活運用，以達到最好的治療效果。

冬病夏治，是三伏貼的特色

近年來最廣為人知的外治法，非「三伏貼」莫屬了，三伏貼又名天灸，是一種結合中藥、針灸、經絡理論的治療法，是將中藥直接貼敷在穴位上，藉由藥物對穴位的刺激、經絡的傳導，讓藥效發揮，達到治療與預防疾病的效果。**目前常用三伏貼來治療的疾病包括氣喘、過敏性鼻炎、皮膚過敏、手腳冰冷、女性月經腹痛等**，中醫認為這些疾病很多都是因為體質虛寒、陽虛所造成的。冬天人體容易受到寒邪侵襲，耗傷陽氣，導致上述疾病在冬天急性發作，但是只要到了夏天，待天氣暖和後，疾病通常可獲得緩解。因此根據這個原理，這時可透過藥物及大自然的力量，祛除寒氣、補充陽氣，扶正祛邪，調整身體的陰陽平衡，提高人體的免疫力，使宿疾得以恢復。

三伏貼使用的藥物通常是白芥子、細辛、甘遂等溫肺散寒、開竅通絡的藥材，

利用薑汁調和成藥丸，再貼到對應的穴位上。由於薑本身也具有祛風、散寒、止咳的作用，這些溫熱的藥性可透過穴位、經絡，進到體內把寒氣趕出體外，同時溫補身體的陽氣。貼敷的穴位則以位於背上的膀胱經穴位為主，古人認為，膀胱經是人體抵抗外界風寒的自然屏障，人體感受到風寒時，膀胱經會先受到侵襲，因此若要祛除風寒，一定要透過膀胱經這個通道。

沒生病，就不需治療

凡是體質屬於虛寒、陽虛的人，都可以利用三伏貼來治療，不過，並不是只貼三伏貼就會好，還是要搭配內服藥調理體質，更重要的是，要把不良的生活習慣改正，例如：晚睡熬夜、喝冷飲、吃甜食等，如果這些習慣不改，只想靠三伏貼，神仙也救不了你。此外，並非所有人都適合三伏貼，**有過敏症狀，但體質偏燥熱的人，或是罹患感冒的患者，就不適合，以免溫熱過度，造成熱性的疾病，如發燒、喉嚨痛、口乾舌燥等**。最後還是要提醒大家，若你沒有過敏症狀、體質也不會虛寒，千萬不要抱持「沒病強身」的心態貼三伏貼。我常告訴患者，中醫精神是「有是證，用是藥」，沒病就不需要治療，保持人體當下平衡的狀態，對健康最好。

養生小知識

什麼是「三伏」？

　　指二十四節氣與天干、地支所定下來的三伏日，也就是夏至後第三個庚日、第四個庚日與立秋後第一個庚日，分別為初伏日、中伏日與末伏日。這三天是一年之中最熱的三天，此時自然界的陽氣最旺，是袪除寒氣、扶正元氣的最好時機，可達到「冬病夏治」的效果，即針對容易在冬季發生或是加重的疾病，在夏天給予針對性的治療，以提高人體的抗病力，進而使冬季好發或加重的疾病減輕，甚至消失，也可說是一種預防醫學的概念。

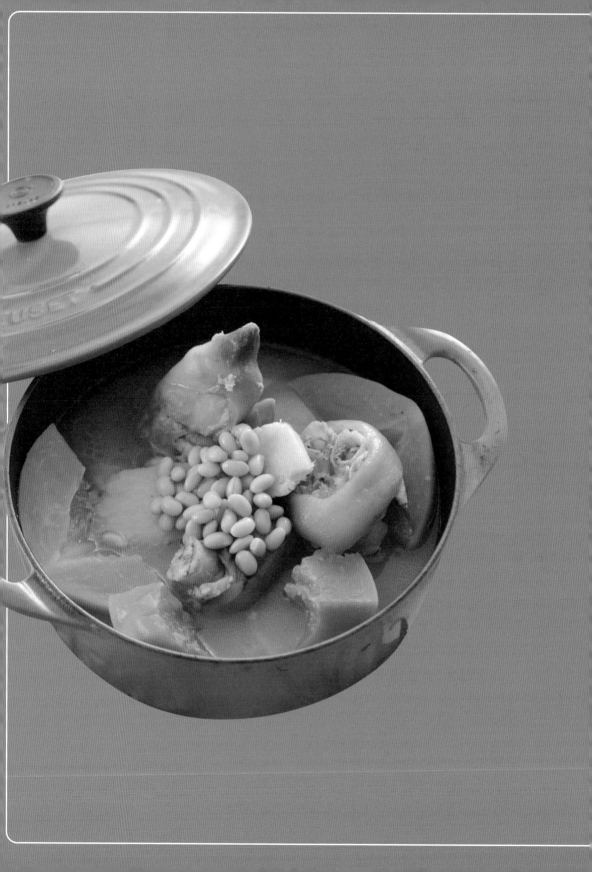

Chapter

4

美容湯

抗老美白，一定要喝湯

—

皮膚常乾癢　當歸魚片潤肺湯

揮別油油肌　茯苓排骨湯

搶救菜菜臉　冬瓜排骨清熱湯

痘痘冒不停　綠花椰消痘湯

一定要變白　絲瓜薏仁美白湯

美胸挺起來　青木瓜美胸湯

每天喝湯調膚質，
不化妝也好看

每個人都想像明星一樣容光煥發、擁有好氣色，不上妝就好看。所謂好氣色，除了膚況要健康外，肌膚還要由內而外自然透亮，看起來有神。台灣人常說「一白遮三醜」，很多人會執著在膚色上，不過，東方人膚色本來就偏黃，因此也不用一直想美白，只要膚色中透紅、明亮潤澤，就是好氣色。

《黃帝內經》中提到：「有諸內，形於外。」中醫認為，人體內在臟腑氣血的不協調，一定會表現在外層的皮膚、臉部上，氣虛臉色會黯淡；血虛皮膚會乾燥、臉色蒼白或萎黃；陰陽不協調就會導致黑色素的異常聚集。此外，《黃帝內經》也歸納出一個原則，**即男性每隔八年、女性每隔七年，在生理上會發生一次明顯的改變**，以女性為例，二十八歲是女性的巔峰期，過了這個年紀，身體狀況會開始走下坡，這是因為身體的氣血衰退、陰陽不平衡所致，臉部便會開始暗沉，氣色不如之前好。

木耳、豬腳、魚皮含膠質，可維持肌膚水嫩

除了年齡、老化等不可抗拒因素外，後天的許多外在因子，也是導致皮膚暗沉的原因，像是生活作息不規律、抽菸喝酒、過度曝曬紫外線等，會造成皮膚角質代謝異常，無法

鎖住水分，使角質堆積，臉部缺少光澤。除此之外，若你的皮膚過油或過乾，也會造成暗沉。以喜歡晚睡的人來說，體內陰液不足、虛火過旺，造成火氣上升，皮脂分泌過多。**愛吃甜食、冷飲的人，也容易因體內濕氣過重，使油脂分泌旺盛，自然常油光滿面。**一般來說，只要多攝取蔬果、多喝水，皮膚自然水嫩飽滿，若再加上規律運動，氣血循環，想擁有健康紅潤的蘋果臉，將不再是難事。

若想透過食物改善氣色，木耳、豬腳、魚皮等，因含大量膠質，能讓水分留在體內，不妨多吃。此外，本篇以皮膚為出發點，介紹許多能美白、補水的湯品，不想變成乾妹妹的人，除了改變作息、早睡早起外，也可以多喝本篇的湯品，由內而外調整體質，自然擁有好氣色，真正達到不化妝也好看的目的。

Dr.Chen 診療室

治療皮膚乾癢，首重血液循環

皮膚乾癢在中醫上屬於「風證」，有句話說：「治風先治血，血行風自滅。」治療時要遵循養血、祛風、潤燥這三大原則，因為皮膚需要體內的「陰血」來滋養浸潤，陰血足夠才能抵抗外來的侵略。

藥材中來說，茯苓、當歸等藥性溫和，能改善血液循環，調和氣血，搭配食物做成湯品，效果也很好，可依需求，選擇本章的湯品飲用。

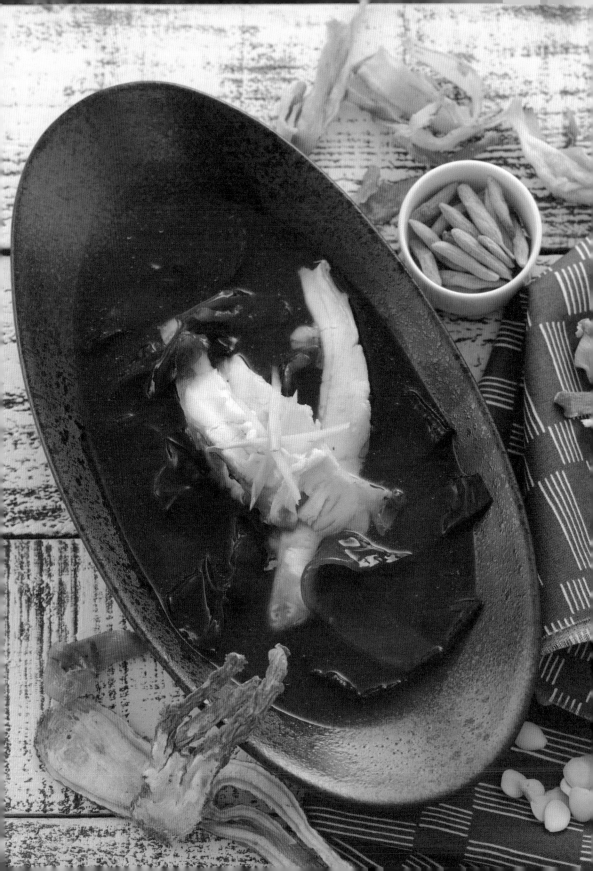

········ 治療皮膚乾燥、脫屑

當歸魚片潤肺湯

◎ 2 人份
⏱ 30 分鐘

食材——
黑木耳 40 公克
生薑 5 公克
魚片 200 公克

藥材——
當歸 5 公克
玉竹 10 公克
麥門冬 10 公克
南杏 10 公克

中醫認為外邪有六種，包括風、火、暑、濕、燥、寒，秋天的邪氣就叫做燥邪，又稱「秋燥」，引起的症狀通常跟乾燥有關，並分為溫燥跟涼燥，前者發生於初秋天氣尚熱或天氣晴朗時；後者則發生於晚秋天氣轉涼時。燥氣最傷肺，但肺臟很嬌嫩，最怕燥邪，一旦肺陰受損，呼吸道、皮膚就容易出狀況，除了多補充水分外，也要設法讓水分留體內，此時多喝本篇的湯品，就能達到「潤肺」作用。

1 當歸、玉竹、麥門冬放入中藥包；黑木耳、生薑切絲；魚片切塊，備用。

2 將 1 的中藥包、黑木耳及南杏放入鍋中，加水。

3 以大火煮滾後，關小火繼續煮約 15 分鐘。

4 將魚片、薑絲放入鍋中，繼續煮約 5 分鐘，直到魚片熟透為止。

5 加鹽調味，即可食用。

喝　　法｜一週喝二～三次，不限時段。

注意事項｜黑木耳有抗凝血的作用，有服用抗凝血及凝血疾病藥物，或手術前後的患者，飲用時請將木耳分量減半，不宜過食或長期服用。

Dr.Chen's 湯療秘方

當歸：味甘辛、性溫，功效是補血活血、調經止痛。藉由當歸來補血，可達到潤膚、潤腸的效果，緩解因血虛引起的皮膚乾燥、便秘。

杏仁：味苦、性微溫，功效是止咳平喘、潤腸通便。杏仁分南杏、北杏，南杏又稱甜杏仁，能滋潤、潤肺，可當作休閒零食；北杏又稱苦杏仁，一般用來入藥，但含有氫氰酸化合物，具微量毒性，不宜多吃。

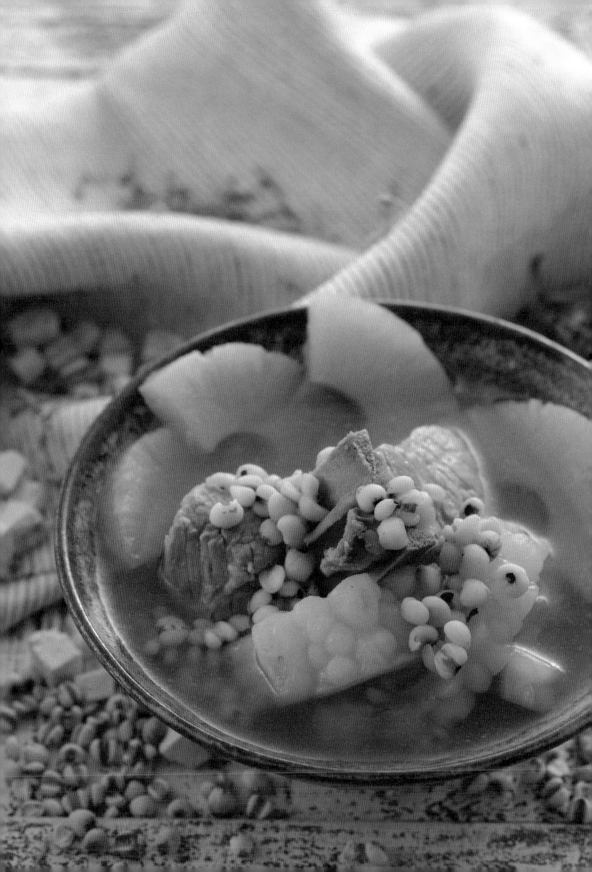

茯苓排骨湯

@ **2 人份**
🕐 **30 分鐘**

食材——
排骨 100 公克
鳳梨 30 公克
苦瓜 100 公克

藥材——
茯苓 10 公克
金銀花 5 公克
薏仁 30 公克

從中醫的角度來看，油脂分泌過度、旺盛的人，大部分屬於濕熱體質，由於平時喜歡吃燒烤、辛辣、油炸食物，再加上熬夜，導致體內的陰液不足、虛火過旺，造成皮脂腺分泌過多。其他像是喜歡喝酒及冷飲、愛吃甜食等習慣，也會使脾胃無法正常運作，導致水分的吸收、代謝功能紊亂，造成水濕或濕熱堆積在腸胃，這些濕熱邪氣會薰蒸皮膚，導致皮膚油脂分泌過旺，最後引起毛囊發炎。

1　茯苓、金銀花放入中藥包；排骨川燙；鳳梨、苦瓜切塊；薏仁泡水，備用。
　　（亦可直接購買熟薏仁使用）

2　將 1 的所有材料放入鍋中，加水。

3　以大火煮滾後，轉小火繼續煮約 20 分鐘，直到苦瓜軟化好入口為止。

4　加鹽調味，即可食用。

喝　　法｜ 一週喝二～三次，不限時段。

注意事項｜ 容易腹瀉的人要少喝。

Dr.Chen's 湯療秘方
茯苓：味甘淡、性平，主功效是利水滲濕、健脾安神，屬平性藥材，不寒不熱，因此不論是寒熱虛實，任何水腫都能用茯苓來排除體內濕氣。
金銀花：味甘、性寒，主功效是清熱解毒、疏散風熱，常用來治療熱症引起的疔瘡、腫痛、或是溫病風熱，是皮膚發炎、紅腫、疔瘡等急性期時常用的一味藥。

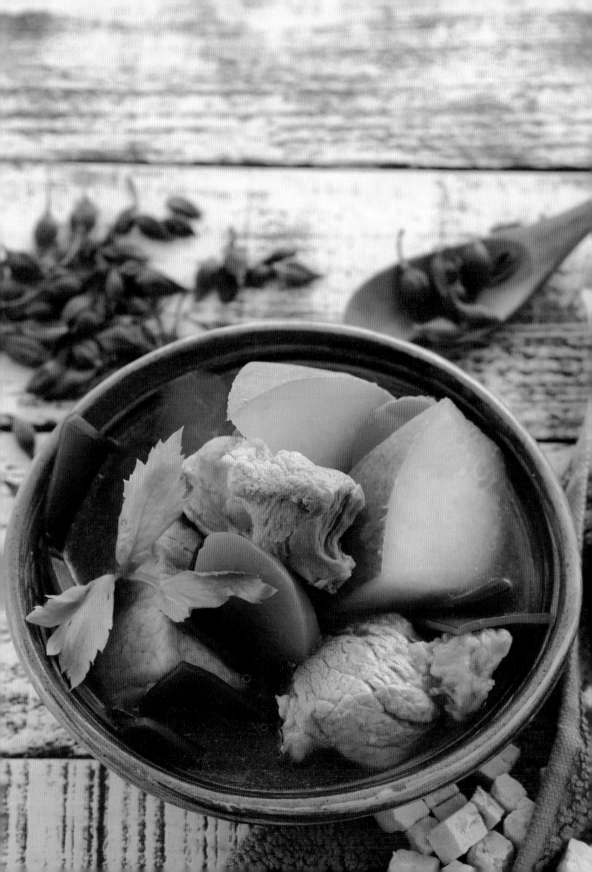

········· 消除粉刺、痤瘡

冬瓜排骨清熱湯

⊘ 2 人份
🕒 30 分鐘

食材——
紅蘿蔔 100 公克
海帶 30 公克
芹菜 50 公克
冬瓜 100 公克
排骨 100 公克

藥材——
連翹 15 公克
茯苓 10 公克

從中醫的觀點來說，粉刺的形成原因通常是因體內火氣太大，或正處於青春期，身體運作機能旺盛，體內的氣血漸漸變熱，往外跑到皮膚，導致氣血淤積在體表，阻塞肌膚而發為青春痘。如果火氣日久不癒，氣血鬱滯，化濕生痰，形成濕熱體質，就會出現紅腫凸起。體內火氣大是發病的主因，若濕熱時間太久，讓病情加重，將更難治療。此時多喝本篇的冬瓜排骨湯，有不錯的緩解效果。

1 連翹、茯苓放入中藥包；紅蘿蔔、冬瓜切塊；海帶、芹菜切段；排骨川燙，備用。

2 將 1 的所有材料放入鍋中，加水。

3 以大火煮滾後，關小火繼續煮約 15 分鐘，直到所有材料軟化好入口為止。

4 加鹽調味，即可食用。

喝　　法 | 一週喝二～三次，不限時段。

注意事項 | 容易腹瀉及甲狀腺疾病患者，不宜飲用。

Dr.Chen's 湯療秘方

冬瓜：《本草綱目》記載，冬瓜可治療消渴不止、浮腫喘滿、痔瘡腫痛、熱毒、痱子，適合用來清熱、降火氣、排水等。

芹菜：味甘苦、性涼，又稱為藥芹，具有平肝清熱、涼血解毒、利水消腫的功效。香味強烈，可生吃又可熟食，很適合用來當作降火氣、排濕氣的食材。

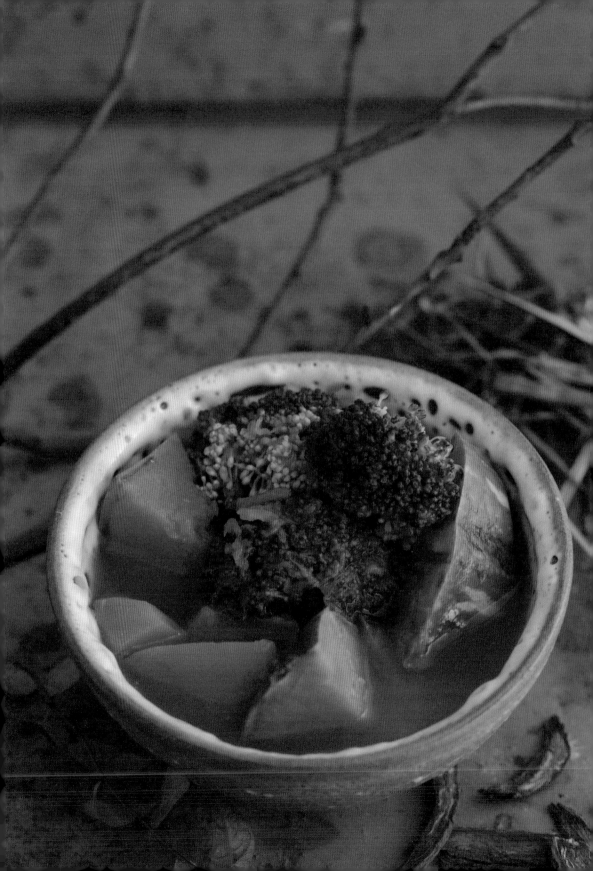

.... 改善痘疤、臉色暗沉

綠花椰消痘湯

② 2 人份
① 30 分鐘

食材——
紅蘿蔔 100 公克
綠花椰菜 100 公克
南瓜 50 公克

藥材——
皂角刺 15 公克
丹參 15 公克

臉部氣色不好，除了因為本身氣血不足，無法自然紅潤透亮之外，很多人是因長過粉刺、青春痘後，臉上留下的疤痕未除，久久不消，導致整張臉看起來顏色較沉、不乾淨。如果你是體內濕氣重的人，即容易水腫、愛吃重口味等，疤痕相對不容易消除，臉上也容易產生暗沉的色斑。建議除了改變飲食習慣，勿吃過鹹、過辣食物外，也可以多喝本篇的湯品，排除體內濕氣，加速消除疤痕、暗沉。

1　皂角刺、丹參放入中藥包；紅蘿蔔、綠花椰菜、南瓜切塊，備用。

2　將 1 的所有材料放入鍋中，加水。

3　先以大火煮滾，關小火繼續煮約 20 分鐘，直到所有材料軟化好入口為止。

4　加鹽調味，即可食用。

喝　　法 | 一週喝二～三次，不限時段。

注意事項 | 丹參有活血的作用，如果有在服用抗凝血及凝血疾病的藥物，或是手術前後的患者，不宜喝太多或長期飲用。

Dr.Chen's 湯療秘方

皂角刺：味辛、性溫，主功效是活血、消腫、排膿，常用在癰腫、瘡毒、腫脹不消上，尤其對於治療青春痘的痘疤，有很好的效果。

綠花椰菜：味甘、性平，富含各種營養及維生素，其中又以維生素 C 的含量特別高，是蘋果的二十倍以上。每天只要食用一百克的花椰菜，即足夠一日維他命的需要量。此外，維生素 C 對於皮膚亮白、淡化色素等，也具有一定的功效。

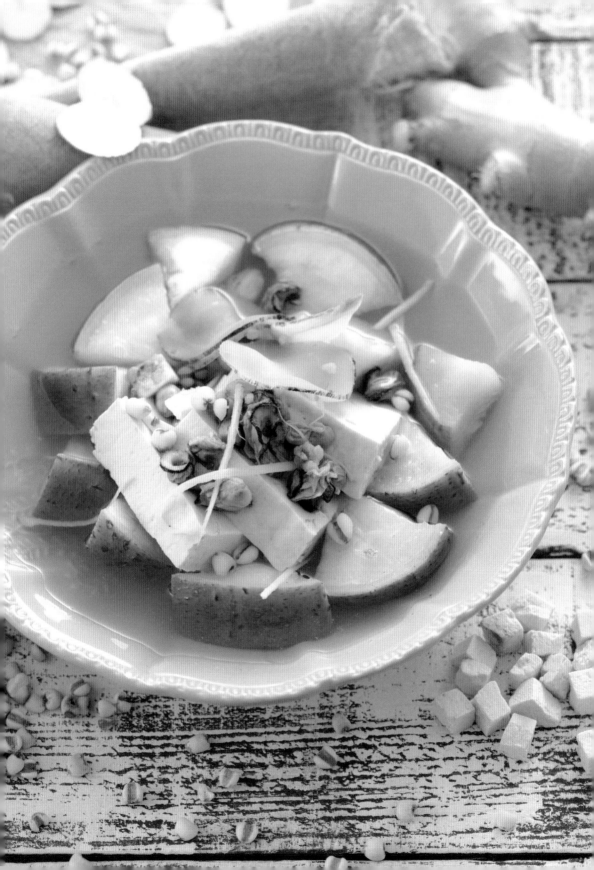

美白、補充膠質

絲瓜薏仁美白湯

⊗ 2 人份
🕐 30 分鐘

食材——
生薑 10 公克
絲瓜 100 公克
豆腐 1 塊
鮮蚵 100 公克

藥材——
白芷 15 公克
薏仁 30 公克
茯苓 10 公克

人體的膚色與基因遺傳有關，不同人種會帶有不同的膚色，相同的人種之間，也會因為遺傳基因的不同，會有顏色的深淺之別。如果天生就是較深的膚色，想讓皮膚變白，難度較高；如果天生膚色是淺的，是因為太常曬太陽而讓膚色變深，只要避免再過度曝曬，一般約一週內就可回復膚色。除此之外，建議可多喝本篇的湯品，對於恢復膚色有非常好的效果。

1 白芷、茯苓放入中藥包；生薑切絲；豆腐切塊；絲瓜切塊；薏仁泡水，備用。（亦可直接購買熟薏仁使用）

2 將 1 的中藥包及絲瓜放入鍋中，加水。

3 先以大火煮滾，關小火繼續煮約 15 分鐘。

4 將豆腐、鮮蚵、薑絲放入鍋中，煮約 5 分鐘。

5 加鹽調味，即可食用。

喝　　法｜一週喝二～三次，不限時段。

注意事項｜女性月經來時，不宜飲用。

Dr.Chen's 湯療秘方

薏仁：味甘淡、性涼，主功效是健脾利濕，可使皮膚光滑、減少皺紋、消除黑色素、減少色斑的形成等，有很好的美白效果。

白芷：味辛、性溫，主功效是解表散風、燥濕排膿，能改善局部血液循環，促進皮膚細胞新陳代謝，消除色素在組織中過度堆積，進而達到美容的作用。

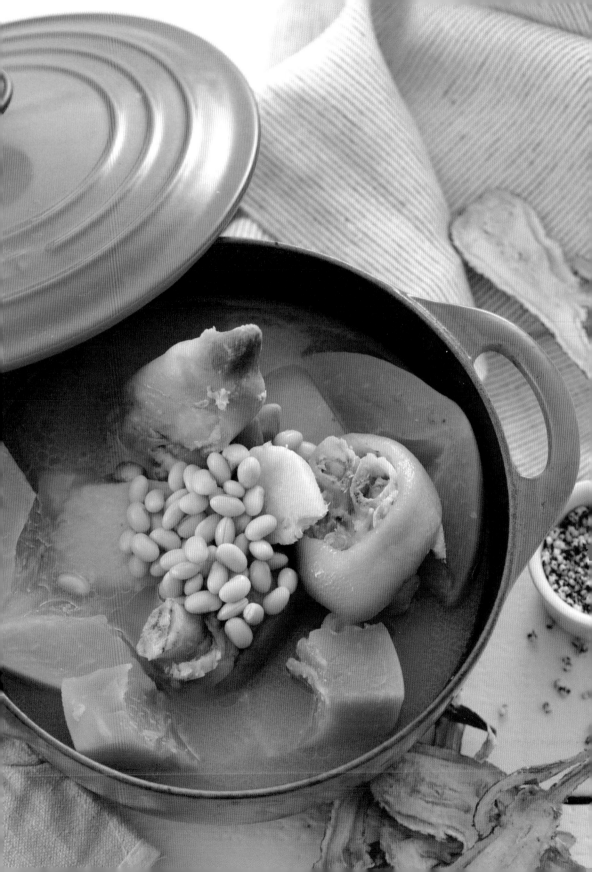

.... 豐胸、通乳腺

青木瓜美胸湯

⊗ 2 人份
🕐 30 分鐘

食材——
黃豆 50 公克
山藥 100 公克
青木瓜 100 公克
豬腳 200 公克

藥材——
當歸 15 公克
王不留行 15 公克

乳房發育最旺盛的時期，是青春期到二十五歲之間，及產後六個月內，超過二十五歲想讓胸部變大，就得花更多時間，且效果不容易維持。乳房是由乳腺組織跟脂肪組織構成，藉由中藥或食材，可刺激乳腺組織增長，使乳葉間的結締組織和脂肪組織增加，進而增加乳房的體積。一般認為壓力大會影響乳房發育，以情緒壓力，即中醫上的肝氣來說，肝經通過胸部時，若肝氣不順暢，便會影響胸部發育。

1　當歸、王不留行放入中藥包；黃豆泡水；山藥、青木瓜去皮、切塊；豬腳洗淨，備用。

2　將 1 的所有材料放入鍋中，加水。

3　先以大火煮滾，關小火繼續煮約 20 分鐘，直到所有材料軟化好入口為止。

4　加鹽調味，即可食用。

喝　　法｜ 一週喝二～三次，不限時段。

注意事項｜ 尚未有生理期的青春期女孩，不宜飲用。

Dr.Chen's 湯療秘方

王不留行：味苦、性平，主功效是行血、通經、下乳，常用在產後乳汁不通時，具有使乳腺通暢的效果，藉此促進乳房循環，吸引結締組織與脂肪組織聚集，增加胸部體積。

青木瓜：富含多種維生素與酵素，可幫助消化，利於腸胃吸收，亦能均衡、促進青少年的荷爾蒙生理代謝平衡，減少黑斑及青春痘的生成，並淡化斑點、潤澤皮膚，使乳腺通暢，促進胸部的發育。

愛喝冰飲，
才是傷害皮膚的元凶？

皮膚是人體的第一道生理防線，也是人體最大的器官，位於最外層，以維持身體與自然環境的對立與平衡，當身體有異常時，也會透過皮膚表現出來，具有屏障、感覺、調節體溫、吸收、分泌和排泄等作用，是維護健康的重要角色。正因如此，也常受到內、外在因素的影響，產生型態、結構或功能上的改變，造成各種症狀，最常見的當屬皮膚疾病。

皮膚病的發生率很高，大多輕微，不影響健康，形成原因很多，包括：年齡、性別、遺傳、職業、氣候……等。常見的皮膚疾病有數百種，其中以「皮膚感染」與「皮膚過敏」佔大部分，前者以香港腳，灰指甲、水痘、泡疹等最常見；後者則包括濕疹、蕁麻疹、異位性皮膚炎、冬季乾癢、汗皰疹等，都是臨床上常見的皮膚疾病。一般人對於皮膚病最大的疑慮即是否會傳染，其實傳染性的皮膚病只佔一小部分，大部分的皮膚疾病是不會傳染的。不管直接傳染或是間接傳染，並非接觸後就一定會被傳染，只有在抵抗力差時，傳染的機會才會增加，無須太緊張。

先改變壞習慣再調整體質，才能根治皮膚病

很多人一發現皮膚出狀況時，多半是直接擦藥膏，不嚴重的症狀約二到三天內就能痊癒，但最惱人的就是反覆發作，最後甚至變成慢性皮膚炎。其實，**很多慢性的皮膚疾病是因生活習慣或體質所造成**，撇開遺傳問題，常喝冰飲、熬夜、用餐不規律等，也會造成皮膚不適，這也難怪為什麼皮膚好不了，原來是習慣

造成的。這些壞習慣容易使體內產生過多廢物，像濕氣、火氣、痰濁、血熱⋯⋯等，一旦體內濕氣變重，累積太多寒性物質時，就容易使脾胃虛寒，如果沒有運動習慣，身體代謝會更差，完全排不出濕氣。

除此之外，另一個造成皮膚病的因素還包括外來邪氣，指的是外感六邪，即受到風、火、暑、濕、燥、寒的影響，通常是因為人體的氣血虧虛、抵抗力變差，加上氣候轉變，才讓這些外邪趁虛而入，導致人體感受到不正之氣，進而引起皮膚不適。中醫治療皮膚疾病重視「標本同治」，急者治其標、緩者治其本，標指的是體內過多的廢物、或外來的邪氣，本指的是血虛、氣虛、或肝腎不足等身體機能低下的症狀。**先找出真正讓皮膚致病的原因，針對外來因素治療後，再徹底改善體質，才能抑制皮膚病的發作，不再復發。**

養生小知識

喝菊花連翹飲，可緩解蕁麻疹

　　相信不少人都有得過蕁麻疹的經驗，一般來說，皮膚會出現如蚊蟲叮咬的腫塊，且會有騷癢感，依致病原因不同，可分為急性及慢性，前者約在十二小時內會消退，後者則可能持續數週以上。若不是特殊體質或原因，大部分人罹患的都是急性蕁麻疹，只要找出引起過敏的「過敏原」，不再接觸就能痊癒。過敏原很多，且不一定是食物，有些人甚至對香味、材質、染劑等過敏，因此若得到蕁麻疹，不要只想著吃過哪些食物，包括衣服、化妝品等，也有可能是致病因子。若是慢性蕁麻疹患者，除了長期治療外，也必須注意飲食及過敏原，內外兼治，才能避免復發。

　　因蕁麻疹而搔癢難耐時，除了可塗抹醫師開的藥膏，亦可飲用「菊花連翹飲」，只要準備各五公克的菊花及連翹，放入五百毫升的熱開水中，約悶五分鐘，即可飲用。對於起疹、搔癢等症狀，有很好的緩解作用。

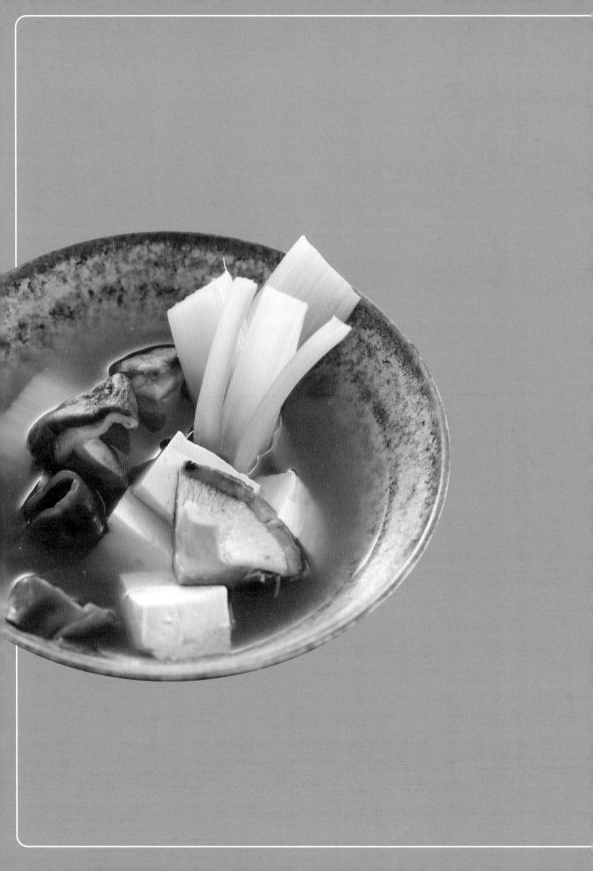

Chapter

5

窈窕湯

喝湯瘦身，效果看得見

—

窈窕大作戰　赤小豆消腫湯

最近吃太好　玉米鬚排水湯

體內欠環保　三仁潤腸湯

一吃就脹氣　迷迭香利脾湯

赤小豆、迷迭香入湯，
幫助瘦身

很多人一輩子都想減肥，往往試了不少辦法後，不是沒瘦就是效果不好，或是根本用錯方法。我在診間也常遇到想瘦的患者，大家常會問我：「陳醫師，吃什麼才能變瘦？」我常會笑著回答：「如果心裡只想著吃，怎麼可能會瘦，**應該要先知道吃什麼會變胖，才能真正瘦下來。**」比起對吃斤斤計較，倒不如先了解哪些食物該吃、哪些不該吃，避開垃圾食物，才是根本之道。簡單來說，油炸、甜食吃多一定胖，減肥的第一步就是避開這些食物，再來是分量，「定時定量」很重要，常暴飲暴飲、飲食不規律的人，身體的代謝消化機能就無法自由調控，自然容易變胖。

但是，並非所有人都需要飲食控制，很多人常常連自己是否屬於肥胖，都一知半解。我認為以「體脂肪率」來判斷，是最貼近健康的指標。20 ～ 30 歲要維持在 20 ～ 22%，30 ～ 40 歲要維持在 22 ～ 25%，40 ～ 50 歲則要維持在 25 ～ 28%，50 歲以上的中年人，則最好別超過 30%，一旦超過 30%，罹患慢性病的機率會提高許多。體脂率太低或太高都不好，內臟還是需要一些脂肪來保護，避免外來的傷害，因此，只要符合該年紀內的標準值即可，太刻意減肥反而對身體沒有好處。

為什麼很難瘦？消化功能差所致

很多人常抱怨自己吃什麼都會胖，甚至喝水也會胖，我想告訴大家，其實減肥能否成功，跟「脾臟」有很大的關係。現代人外食多，很容易會吃到油膩或過度精緻的食物，再加上很少按時吃飯，導致脾胃機能出現問題，只要吃飽就脹氣、不舒服，也有不少人是排便不順暢，這些現象很多都是「脾氣受損」造成的。中醫認為，「脾為後天之本，主管身體的消化、代謝功能」，因此，改變錯誤的飲食習慣，是減肥的第一步。簡單來說，用餐要定時定量，且最好三餐的食物分量要固定，待身體習慣每天的進食量後，脾臟才能正常運作，消化功能自然提升。

因此，在本章中，我特別精選許多能調整消化機能的湯品，並選用相關的好食材，像赤小豆能排水利尿、柏子仁能潤腸通便，**一般常被當成香料使用的迷迭香**，**更是具有很好的消脂及加強消化機能的作用**。當吃太多導致腸胃不舒服時，不妨選擇一道適合的湯品，既可口又解膩，還能消除惱人的脹氣。

Dr.Chen 診療室

身體虛的人，想瘦得先調體質

　　很多人覺得自己認真運動卻還是沒瘦，我建議不妨先檢視自己的體質。如果你是屬於氣不足、身體虛的人，靠運動也很能難變瘦，一定要先透過好食物及好藥材調養身體，將氣補足，才能提升代謝機能，一旦消化功能變好，體脂肪自然下降。

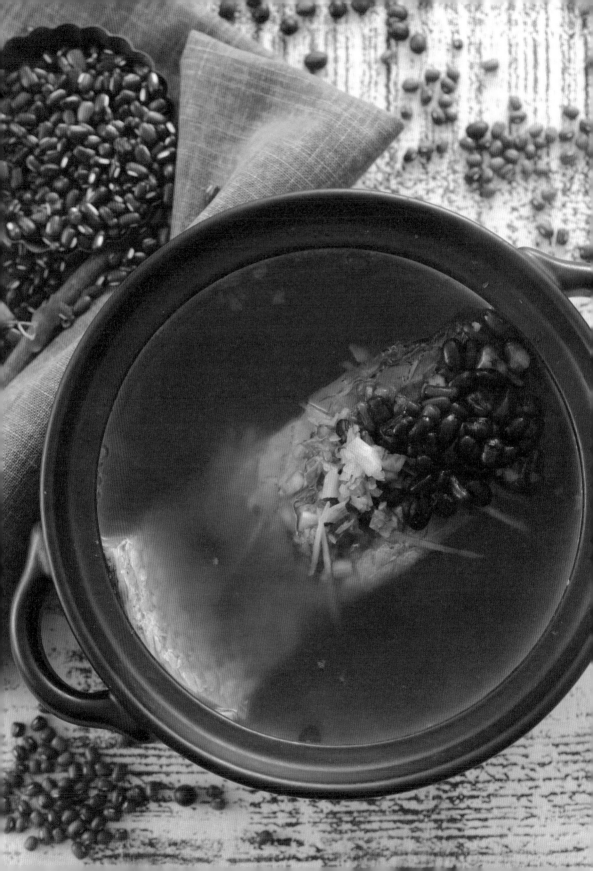

········· 消水腫

赤小豆消腫湯

🧍 2 人份
🕐 30 分鐘

食材——
蔥 1 根
生薑 10 公克
鯉魚 300 公克
黑豆 20 公克
綠豆 20 公克

藥材——
赤小豆 20 公克

明明早上出門時，鞋子很合腳舒適，但下班時卻覺得鞋子很緊，彷彿小了一號？這就表示你的身體已出現水腫現象。當身體吃進太多鹽分時，會造成身體的水分變多，若沒有適時排出，仍然久坐、久站、缺乏運動，身體自然容易水腫。除了改變飲食習慣、多運動外，多喝本道湯品也能排除體內水分，減輕水腫帶來的不適感。

1　黑豆、赤小豆、綠豆放入中藥包；生薑切絲；蔥切碎；鯉魚洗淨後切片。

2　將 1 的中藥包放入鍋中，加水。

3　先以大火煮滾，關小火繼續煮約 15 分鐘。

4　將魚片、薑絲放入鍋中，煮約 5 分鐘，直到魚片熟透為止。

5　關火，加鹽調味，加入蔥花後即可食用。

喝　　法｜一週喝二～三次，白天喝。

注意事項｜本湯因利尿，睡前勿喝。

Dr.Chen's 湯療秘方

赤小豆：味甘酸、性平，主功效是利水除濕、消腫解毒，是中醫常用來治療水腫的藥材之一。近年來坊間流行用紅豆來排水腫，紅豆與赤小豆類似，但赤小豆外觀比較瘦長，紅豆較矮胖及大顆，此外，紅豆的利水功能沒有赤小豆好，建議若想消水腫，選擇赤小豆較好。

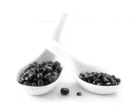

左為紅豆，右為赤小豆，可明顯看出不同

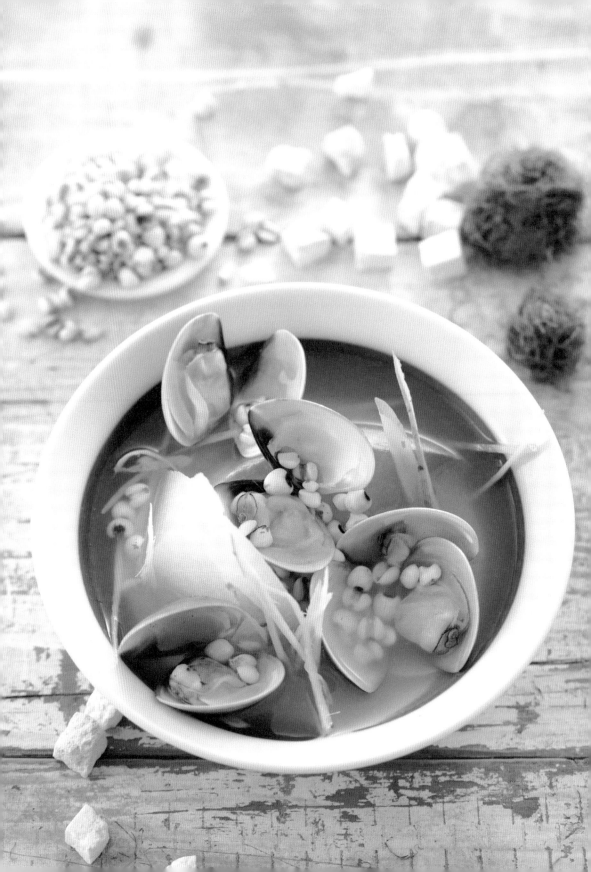

玉米鬚排水湯

⊗ 2 人份

🕑 30 分鐘

食材——
生薑 10 公克
蛤蜊 10 顆
冬瓜 200 公克

藥材——
玉米鬚 10 公克
薏仁 30 公克
茯苓 15 公克

現代飲食常過油或過鹹，一旦吃下太多這類食物，會堆積在體內無法排出，造成負擔。吃太油會導致血脂肪、體脂肪過高；吃太鹹則容易導致水腫，最終結果就是變胖。因此在選擇食物時，要盡量避免重口味食物，若無法避免而非吃不可時，建議吃飽後可做有氧運動，幫助消化，或搭配本篇介紹的湯品，可利尿消腫，達到減肥瘦身的目的。

1　玉米鬚、茯苓放入中藥包；薏仁泡水，或直接買熟薏仁；生薑切絲；蛤蜊放入鹽水中充分吐沙、洗淨；冬瓜切塊，備用。

2　將 1 的中藥包、薏仁放入鍋中，加水。

3　先以大火煮滾，關小火繼續煮約 10 分鐘。

4　將蛤蜊、冬瓜、薏仁、薑絲放入鍋中，煮約 10 分鐘，直到軟化好入口。

5　加鹽調味，即可食用。

喝　　法｜一週喝二～三次，白天喝。

注意事項｜本湯因利尿，睡前勿喝。

Dr.Chen's 湯療秘方

玉米鬚：是玉米的花柱，也是中醫上常用的藥材之一，味甘、性平，主功效是利尿泄熱、平肝利膽，常用來治療水腫、腳氣、腎炎、膽囊炎、高血壓等疾病。由於玉米鬚屬性不寒不熱，對體質的影響不大，有消水腫需求的人，都可以食用。

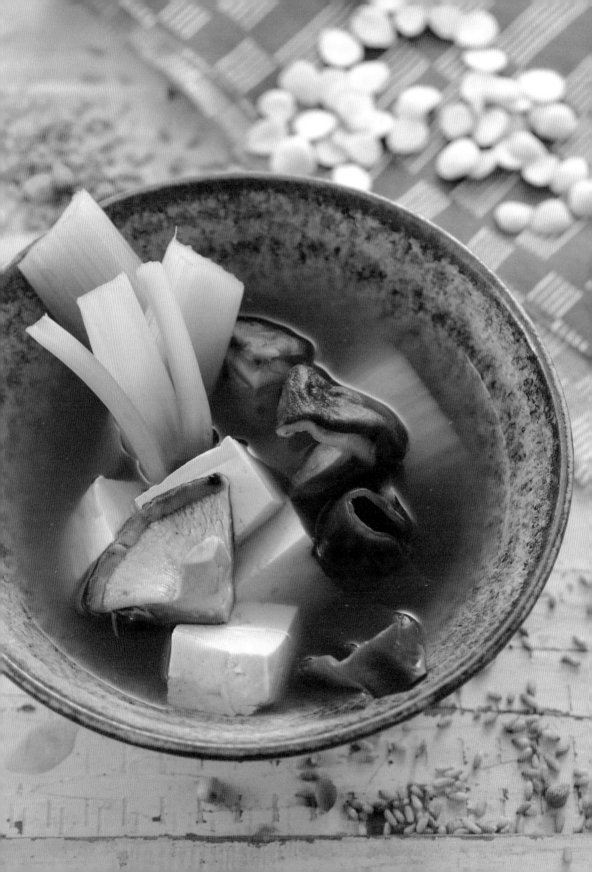

········· 改善便秘

三仁潤腸湯

⊗ 2 人份
○ 30 分鐘

食材——
西洋芹 100 公克
黑木耳 50 公克
香菇 5 朵
豆腐 1 塊

藥材——
郁李仁 10 公克
杏仁 10 公克
柏子仁 10 公克

想順利排便，必須具備三大要素：水分、纖維、運動，如果水喝太少，糞便會變得乾硬，若飲食過於精緻，纖維的攝取量不足，使腸道內的殘渣減少，糞便體積也會變小，蠕動反射也會變遲緩。此外，不愛運動、常久坐的人，腹部肌肉較無力，同樣會造成腸道蠕動變差。若想要排便順暢，擁有暢快人生，一定要多喝水、多吃蔬果、多走路，再加上常喝本道湯品，就能改善腸道的活動力。

1 郁李仁、杏仁、柏子仁放入中藥包；西洋芹切段；香菇、黑木耳切絲；豆腐切塊，備用。

2 將 1 的中藥包、西洋芹、香菇、黑木耳放入鍋中，加水。

3 先以大火煮滾，關小火繼續煮約 15 分鐘。

4 將豆腐加入鍋中，再煮 5 分鐘。

5 關火，加鹽調味，即可食用。

喝　　法｜ 一週喝一～二次，不限時段。

注意事項｜ 可依照食用後的排便狀況，增減食用頻率，若已緩解便秘，可減少食用量。

Dr.Chen's 湯療秘方

　柏子仁：味甘、性平，主功效是潤腸通便，特別適合用在氣虛無力，導致糞便乾燥的老人家；或因運動量少、飲水不足引起的便秘上。

　郁李仁：味辛苦甘、性平，主功效是潤腸通便，此外，也可改善大腸的氣滯問題，及因腸燥引起的便秘。

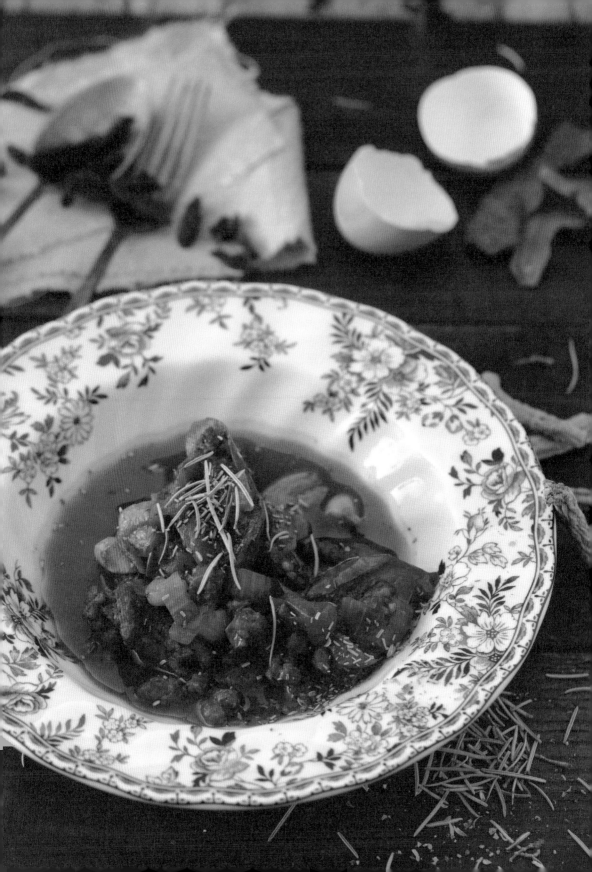

迷迭香利脾湯

◎ 2 人份
⏱ 30 分鐘

食材——
番茄、洋蔥各 1 顆
大蒜 2 顆、蛋 1 顆
豬肉 100 公克

藥材——
黨參 10 公克
白朮 10 公克
陳皮 15 公克
迷迭香 5 公克

當腸胃蠕動欠佳時，就算吃下食物，胃也不會正常擴大，就算吃不多，也會很快就有飽足感，加上胃部肌肉收縮緩慢，食物會長時間停留在胃中，會一直有飽飽的感覺，即使是空腹，胃部肌肉也不會正常收縮，導致常感覺胃脹、不舒服。現代人飲食不規律，容易產生肚子悶脹、食慾不振等消化不良症狀，這時就很適合喝這道利脾湯，幫助消化。

1　黨參、白朮、陳皮、迷迭香放入中藥包；番茄切片；洋蔥、大蒜切丁；豬肉切塊；蛋打散，備用。

2　將橄欖油倒入鍋中，開小火加熱，再放入洋蔥丁、大蒜丁，均勻拌炒，直到洋蔥呈半透明狀。

3　再將番茄、豬肉也放入 2 的鍋中，繼續拌炒，直到番茄皮肉開始分離。

4　將 1 的中藥包放入鍋中後加水，先以大火煮滾，再關小火煮 15 分鐘。

5　最後將蛋液加入湯中並加鹽調味，即可食用。

喝　　法｜一週喝二～三次，不限時段。

注意事項｜容易便秘者少喝。

Dr.Chen's 湯療秘方

迷迭香：味辛、性溫，具有濃烈的香氣，可用來消除肉類的腥味，也有助於消化脂肪，健胃整腸，改善消化機能。

陳皮：是橘子的果皮，經低溫烘乾或曬乾後而成，味辛苦、性溫，主功效是理氣健脾，常用在脹氣、消化不良等因腸胃機能不佳引起的症狀。

為什麼每天都運動，
還是瘦不了？

門診中常有患者詢問我，他到底是水腫還是變胖？大家一定也有相同的疑問，看著體重計的數字增加，心中便開始不安。不過，我認為光看體重其實不太準確，建議與「體脂肪重量」一起參考較精準。如果體重增加但體脂肪沒增加，那就不是變胖，可能是水腫或其他因素造成的，若是連體脂肪也增加，代表體內的肥肉變多，才是真的變胖。變胖後通常想的是「如何快速變瘦」，當然運動加飲食控制的確是不二法門，但我常遇到患者抱怨自己每天大量運動，體重卻還是聞風不動，讓他非常沮喪。其實，只要改變「設定點體重」即可。

不需每天運動，也能變瘦的關鍵

這是美國一位營養學家所提出的「設定點理論」，**所謂設定點就是人在穩定狀態的體重**，穩定狀態與生活習慣有關，當飲食、作息、運動、工作量及心情都穩定時，就是處於穩定狀態，這時的身體會盡力去調控代謝，讓體重維持在一個穩定的數字。每個人的設定點都不太一樣，跟遺傳、年齡、環境有關，通常會在十八歲達到穩定。根據這個原理，我們可以改變身體的設定點，想變瘦就降低設定點體重，想變胖則提高設定點體重。

以我自己為例，一直以來都是三餐定時定量，作息、運動也還算規律，後來開始吃宵夜後，一天變成四餐，體重約增加三公斤，但並沒有直線上升，而是增加三公斤後就穩定了，因為我一天四餐定時定量，身體適應了這樣的穩定狀態，設定點體重也就穩定了。**想降低自己的體重，最好的方法就是飲食、作息維持**

規律，藉由改變運動量，破壞穩定狀態，讓身體提高代謝，降低設定點體重。

提高代謝最好的運動是「有氧運動」，我建議可以用時速六公里以上的速度，快走四十分鐘以上，就能達到有氧效果。不過，該做到何種程度，才能改變設定點體重？建議以兩週為一個單位，四個單位為一個循環，一開始一週運動一天，維持兩週，接下來一週運動兩天，維持兩週，再來一週運動三天，維持兩週，最後休息兩週，再開始另一個循環。如此一來，身體一直處於不穩定狀態，會使體內的代謝量增加，設定點體重自然就會不斷向下修正，直到另外一個平衡狀態。我自己在門診看診時，除了透過治療幫助患者減重外，也會提供這個方法，已經幫很多人成功突破停滯期，如果你正苦於減重或一直瘦不下來，不妨試試看，幫助突破瓶頸。

養生小知識

睡前進食，容易發胖？

正確來說，卡路里的燃燒與人體的生理時鐘有關，身體會記憶我們每天的飲食量，只要沒有暴飲暴食，就算在睡前進食，隔天也不會馬上發胖。因此，慎選食物很重要，吃錯就容易發胖，選擇對的食物，反而能幫助提升睡眠品質。

或許有些人會透過熱量來幫助判別食物種類，但熱量並不代表一切，同樣都是五百卡的蛋糕及白飯，哪一個較健康呢？要結合食物的升糖指數、營養種類、食物本身的特性，綜合判斷後才能了解其營養價值，只比較熱量，並不準確。

以我自己來說，我習慣一天吃四餐，第四餐會盡量在睡前兩小時進食，而且會慎選食物種類，以水煮雞肉、青菜等為主，也可以搭配少量水果，如蘋果、芭樂等，而非鹽酥雞、洋芋片等熱量高的高油脂食物，簡單吃就有飽足感，又不會讓身體負擔過大，容易在睡前肚子餓的人，不妨試試看。

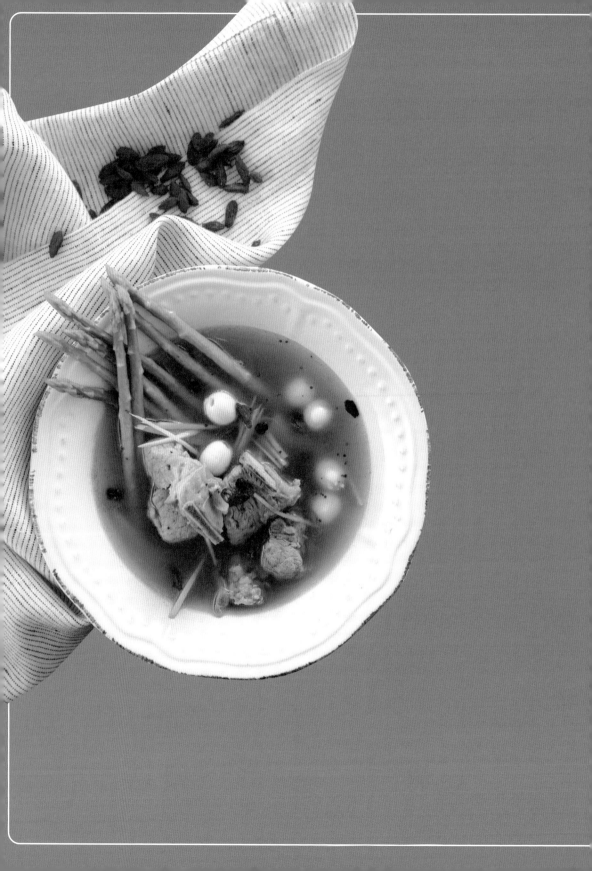

Chapter

6

療癒湯

每天喝湯，解身體的苦

—

眼睛快瞎了　紅蘿蔔護眼湯

聲音好沙啞　羅漢果潤喉湯

頭髮掉不停　女貞子健髮湯

最近比較煩　合歡鮮肉安神湯

月來月不順　當歸生薑羊肉湯

給我好孕氣　杜仲好孕湯

現代文明病，
一碗熱湯就改善

每個人每天從起床到睡覺為止，身體工作一整天，若沒有
適當休養，長期下來難免會出現病痛，像是眼睛痠痛、聲
音沙啞、失眠等，女性朋友可能還會有月經失調等問題。
身體就像是一座大型工廠，每個器官都有負責的區域，為
了維持正常運作，除了愛惜使用外，定期保養也很重要，
如果只知道使用卻不懂得保養，鐵打的身體也會有倒下的
一天，這是不變的定律。

本章所收錄的症狀，幾乎都是我平常看診時很常遇到的臨
床個案，或許不是很嚴重的問題，但長期下來容易影響生
活，導致生活品質變差，這時我就會很建議在症狀出現時，
先飲用對症的湯品，達到緩解作用，再進行治療。以掉髮
來說，不少男性一到中年就為此煩惱，實際上造成掉髮的
原因很多，大致可分為兩大類，第一類是偏濕熱體質的人，
這些人的頭皮通常比較油，嚴重一點頭皮還會有毛囊炎；
第二類則是氣血、肝腎較不足的人，這些人的頭髮會比較
乾澀、脆弱，頭皮也比較乾，這是因為氣血無法上達頭部，
沒辦法滋潤頭皮、毛髮所致。因此若你發現自己開始掉髮，
不妨先對照上述症狀判斷，如果是第一類，可用魚腥草來
煮湯，幫助生髮；若是第二類，可喝P155的女貞子健髮湯，
改善症狀。

若說男性為生髮煩惱，女性的問題則多偏向於婦科疾病，其中又以月經失調為最大宗。現代女性月經不規律的人很多，如果月經久久才來一次，同時又突然變胖、長痘痘、或是體毛變多等，就要特別留意是否為「多囊性卵巢」，通常是因體內的男、女性荷爾蒙不平衡所致，造成卵泡不成熟無法排卵，同時也會影響胰島素的作用，造成脂肪堆積。從中醫的觀點來看，長期晚睡、熬夜、日夜顛倒的人，很容易腎陰不足、虛火過旺，身體陰陽長期處於不平衡的狀態，導致荷爾蒙失去平衡，只要重新調整陰陽平衡，讓荷爾蒙回到正常狀態，月經就會規律。

冬天喝當歸生薑羊肉湯，補血又補身

近年來也有不少女性飽受多囊性卵巢的困擾，認為這是無法根治的病，實際上，**只要早點睡，平時多吃滋陰降火的食物，如木耳、百合、龜苓膏等，或是多喝 P159 的當歸生薑羊肉湯，就有很好的治療效果**。這道湯品也是我的最愛，因為我的脾胃較虛寒，所以喜歡吃含薑或麻油的食物，每到天冷時，我一定會喝當歸生薑羊肉湯，這道湯不僅適合女性喝，男性也需要，喝下後有補血、溫補的作用，作法簡單，效果卻不輸麻油雞，是我冬天必喝的湯品。

每個人的身體狀況都不同，會發生的症狀也不同，因此，我特別將現代人常發生的各式小病痛整理在本章，當這些惱人的問題發生時，或許可先試試這幾道湯品，緩解症狀，讓天然食物成為最好的醫生。

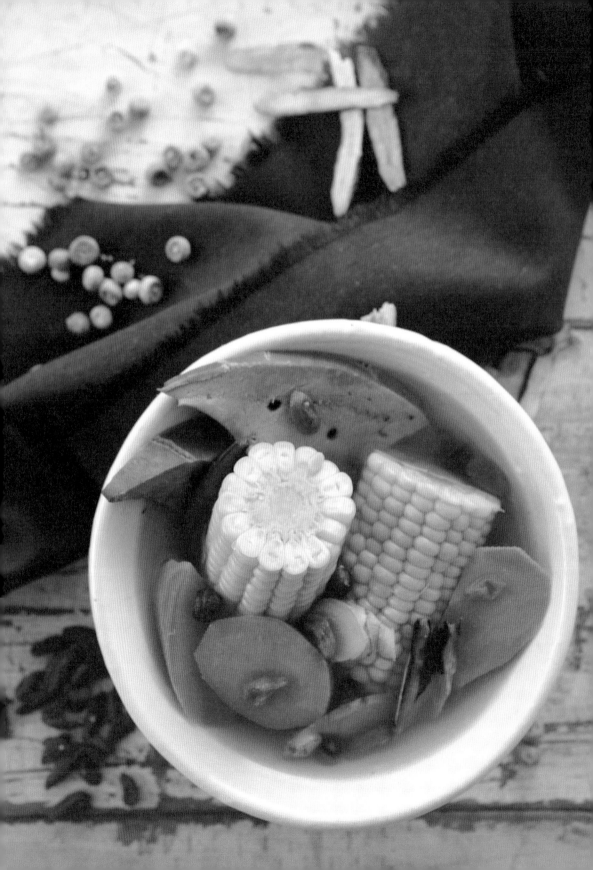

紅蘿蔔護眼湯

⊕ 2 人份
⏱ 30 分鐘

食材——
紅蘿蔔 100 公克
玉米 2 根
豬肝 100 公克
薑 10 公克

藥材——
枸杞 15 公克
穀精草 15 公克
赤芍 10 公克

眼睛是靈魂之窗，隨著時代進步，我們每天用眼的時間增加了許多。中醫認為眼睛跟肝、腎互相關聯，一旦腎精不足，肝血就得不到補充，自然無法滋養雙眼。除此之外，「五臟六腑之精皆上於目」，也就是說任何五臟六腑的問題，都可能導致眼睛致病，從眼睛的狀況也可看出體內五臟六腑的變化。建議平時要養成良好的用眼習慣，有任何不舒服症狀要儘早就醫，避免更惡化。

1　枸杞、穀精草、赤芍放入中藥包；紅蘿蔔切塊：玉米切段；豬肝、薑切片。

2　將 1 的中藥包、紅蘿蔔、玉米放入鍋中，加水。

3　先以大火煮滾，關小火繼續煮約 10 分鐘。

4　將豬肝、薑片放入 2 的鍋中，繼續煮約 5 分鐘，直到豬肝熟透為止。

5　撈起湯面的殘渣，再加鹽調味，即可食用。

喝　　法｜ 一週喝二～三次，不限時段。

注意事項｜ 容易腹瀉的人要少喝。

Dr.Chen's 湯療秘方

紅蘿蔔： 含有豐富的 β- 胡蘿蔔素，在人體內會轉化為維生素 A，具有改善眼睛疲勞及乾澀的作用，是保護視力、預防夜盲症及乾眼症所需的營養素。

豬肝： 含有豐富的維生素 A，能保護眼睛，維持正常視力，防止雙眼乾澀、疲勞。

赤芍： 味苦、微寒，主功效是清熱涼血、散瘀止痛，能清瀉肝火，對於雙眼發紅、有血絲或看東西模糊不清，都有幫助。

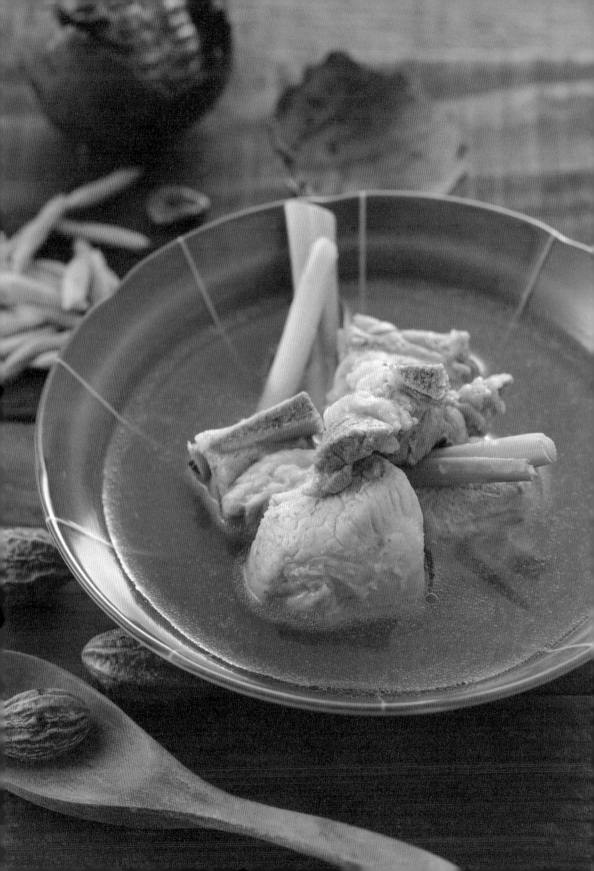

········ （開嗓、保養喉嚨）

羅漢果潤喉湯

🍲 **2 人份**
🕐 **30 分鐘**

食材——
蔥 2 根
豬肉 200 公克

藥材——
羅漢果 1 個
麥門冬 10 公克
訶子 15 公克

聲音沙啞一般是指聲音出現「不正常的改變」，正常發聲時，聲帶會靠攏、產生震動而發出聲音，如果聲帶腫脹或腫塊阻礙了聲帶靠攏，聲音就會改變。聲音沙啞大部分是因為急性喉炎，或突然使用聲音過度，造成聲帶水腫而使聲音沙啞，這種急性症狀在短期之內就會消失，如果長期使用聲音過度、音量大、或是發聲方式不正確等，會導致聲帶結節或形成息肉，也會使聲音沙啞。

1　羅漢果打碎、訶子打碎去子，與麥門冬一同放入中藥包；蔥切去綠色部分，剩下的蔥白切段；豬肉切塊，備用。

2　將 1 的中藥包放入鍋中，加水。

3　先以大火煮滾，再關小火繼續煮約 10 分鐘。

4　將豬肉、蔥白放入鍋中，繼續煮約 5 分鐘，直到豬肉塊熟透、軟化好入口。

5　加鹽調味，即可食用。

喝　　法｜ 喉嚨沙啞不舒服時，一天喝一碗，不限時段。

注意事項｜ 脾胃虛寒的人要少喝。

Dr.Chen's 湯療秘方

羅漢果： 又名神仙果，味甘、性涼，主功效是清熱潤肺、止咳利咽，常用於熱咳嗽、喉嚨痛、聲音沙啞上。因為屬性偏涼，並帶有潤腸通便的作用，一旦聲音沙啞症狀解除後就可停止食用，不宜多吃。

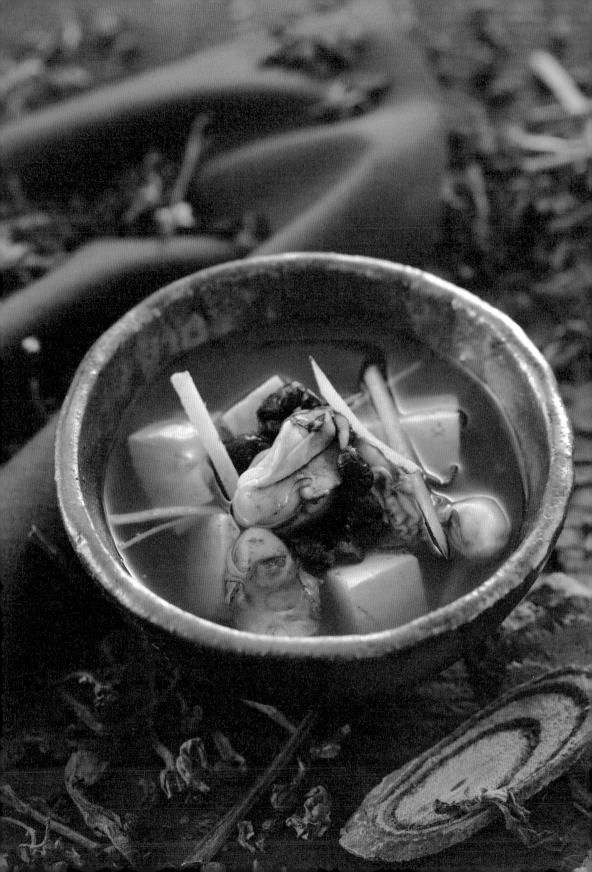

保養頭皮、健髮

女貞子健髮湯

👥 2 人份
🕐 30 分鐘

食材——
豆腐 1 塊
豆豉 15 公克
生薑 5 公克
鮮蚵 100 公克

藥材——
女貞子 15 公克
旱蓮草 15 公克
雞血藤 10 公克

根據統計，每三人就有一人屬於敏感性頭皮，頭皮敏感的人容易引起頭皮發炎，常出現頭皮屑、頭皮出油、頭皮發紅、或毛囊炎等症狀，嚴重一點的還會導致落髮、禿頭。中醫認為「髮為血之餘」，只要氣血充足、飲食作息正常，頭髮自然烏黑亮麗，容易生長。因此在治療頭皮、頭髮的症狀時，中醫多從氣血、肝腎等角度來調養，正是此原因。

1　女貞子、旱蓮草、雞血藤放入中藥包；豆腐切塊；生薑切絲，備用

2　將 1 的中藥包放入鍋中，加水。

3　先以大火煮滾，關小火繼續煮約 10 分鐘。

4　將豆腐、豆豉放入鍋中，繼續煮約 5 分鐘。

5　再將薑絲、鮮蚵放入鍋中，繼續煮約 5 分鐘。

6　關火，加鹽調味，即可食用。

喝　　法 | 一週喝二～三次，不限時段。

注意事項 | 脾胃虛寒的人要少喝。

Dr.Chen's 湯療秘方

女貞子：味甘苦、性平，主功效是補肝腎陰、烏鬚明目，常用在肝腎陰虛引起的虛損疾病上，例如視力減退、鬚髮早白、腰酸耳鳴等。

旱蓮草：味甘酸、性微寒，主功效是補肝腎陰，《本草綱目》中記載：「烏鬚髮，益腎陰。」因作用與女貞子類似，所以兩藥常一起使用，用來治療肝腎不足的虛損疾病，特別是有關頭髮的症狀。

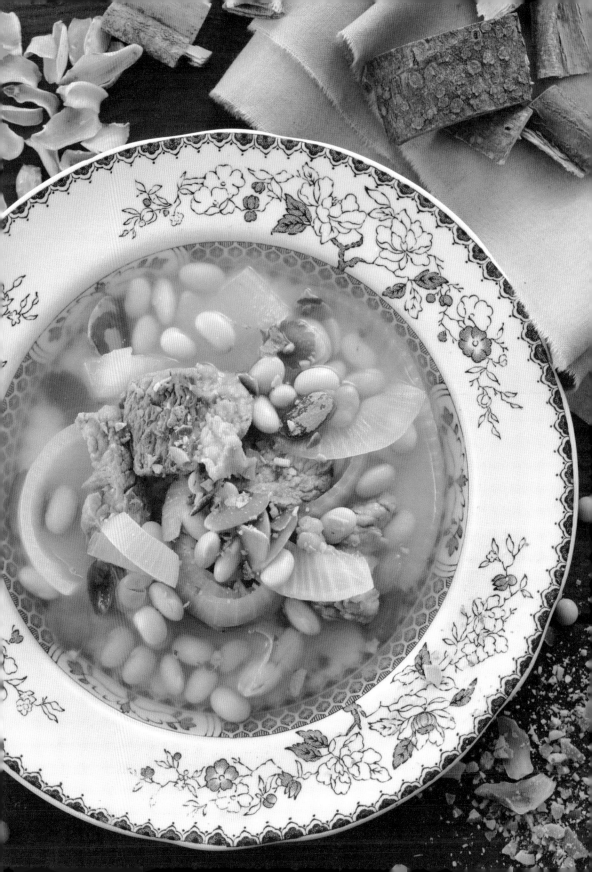

合歡鮮肉安神湯

2 人份
30 分鐘

食材——
黃豆 50 公克
南瓜子 50 公克
洋蔥 100 公克
豬肉 100 公克

藥材——
百合 15 公克
合歡皮 15 公克

有研究指出，多吃含有色氨酸的食物，例如：牛奶、香蕉、堅果、紅肉等，能緩和情緒，並讓人的性情變溫和。「色氨酸」是人體製造血清素的主要元素，而血清素是主導情緒的神經傳導物質，只要血清素的濃度高，情緒就會愉悅。從中醫的觀點來說，情緒、壓力都跟肝氣有關，只要肝氣能適當地疏通，情緒就能緩和平順，本篇湯品使用的合歡皮，就有這樣的效用。

1　百合、合歡皮放入中藥包；黃豆泡水；洋蔥切粗絲；豬肉切塊、川燙，備用。

2　將 1 的中藥包、黃豆、南瓜子放入鍋中，加水。

3　先以大火煮滾，再關小火繼續煮約 10 分鐘。

4　加入豬肉塊、洋蔥絲，繼續煮約 10 分鐘。

5　加鹽調味，即可食用。

喝　　法｜　一週喝二～三次，不限時段。

注意事項｜　脾胃虛寒的人要少喝。

Dr.Chen's 湯療秘方

合歡皮：味甘、性平，主功效是寧心、解鬱，常用來治療心神不安、憂鬱失眠，《本經》中記載：「主安五臟，和心志，令人歡樂無憂。」顧名思義，是一款可讓人變快樂的藥材。

南瓜子：屬堅果類，含有大量維生素 B 群及色氨酸，能幫助緩和情緒，但因含油脂、熱量較高，注意不可食用過量，避免肥胖。

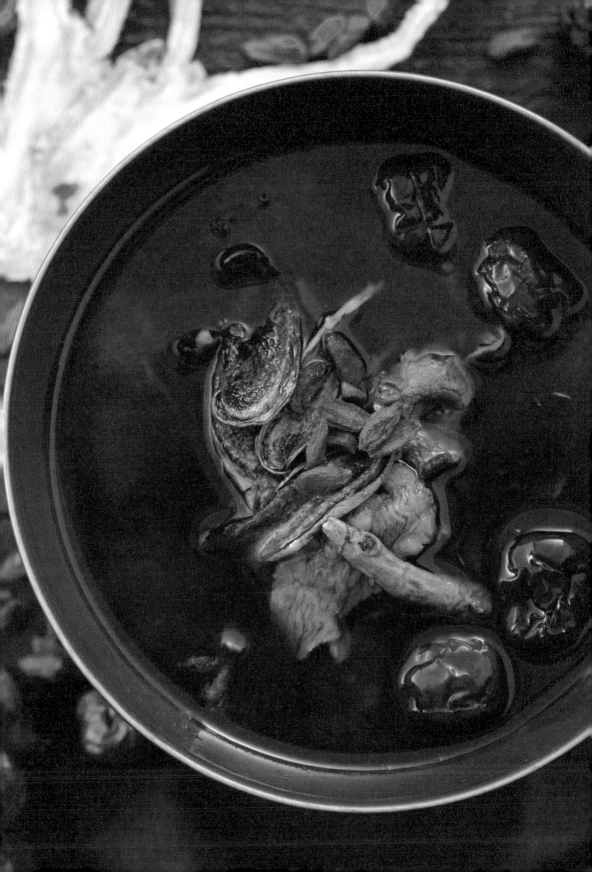

······· 緩解經痛

當歸生薑羊肉湯

⊗ **2 人份**
🕒 **30 分鐘**

食材——
生薑 30 公克
羊肉 300 公克
麻油少許

藥材——
當歸 15 公克
枸杞 10 公克
紅棗 4 粒

一般女性體質多偏虛、寒，而大部分的月經失調，多是由虛寒體質引起，因此在月經調養上，多以「溫補」為基礎調理。當歸生薑羊肉湯是一道常見的溫補藥膳，體質虛寒的人可用來溫補因體質冷，所引起的肚子痛、月經延後、月經不調、不易懷孕、貧血、水腫等問題。月經來時，肚子痛較嚴重者，生薑可多加些；氣血不足的人，則可多放些當歸。

1　生薑切片；羊肉帶皮切塊，備用。

2　將麻油倒入鍋中，加入薑片拌炒，直到薑片表面略焦。

3　加入羊肉塊繼續拌炒，直到羊肉表面略熟。

4　將水加入鍋中，再放入當歸、枸杞、紅棗。

5　先以大火煮滾，再關小火繼續煮至熟透。

6　加鹽調味，即可食用。

喝　　法｜ 一週喝二～三次，不限時段。

注意事項｜ 火氣大、容易口乾舌燥的人，及手術前後的患者，不宜飲用。

Dr.Chen's 湯療秘方

當歸：味甘辛、性溫，主功效是補血活血、調經止痛，只要是血虛的人，幾乎都可以使用當歸來補血，是中醫最常使用的藥物之一。血虛會引起皮膚乾燥、便秘，藉由當歸補血，可達到潤膚、潤腸的效果。

生薑：味辛、性溫，主功效是發汗解表、溫中止嘔、溫肺止咳，常用在風寒感冒、脾胃虛寒、嘔吐、咳嗽上。生薑皮能消腫，建議連皮食用，效果較好。

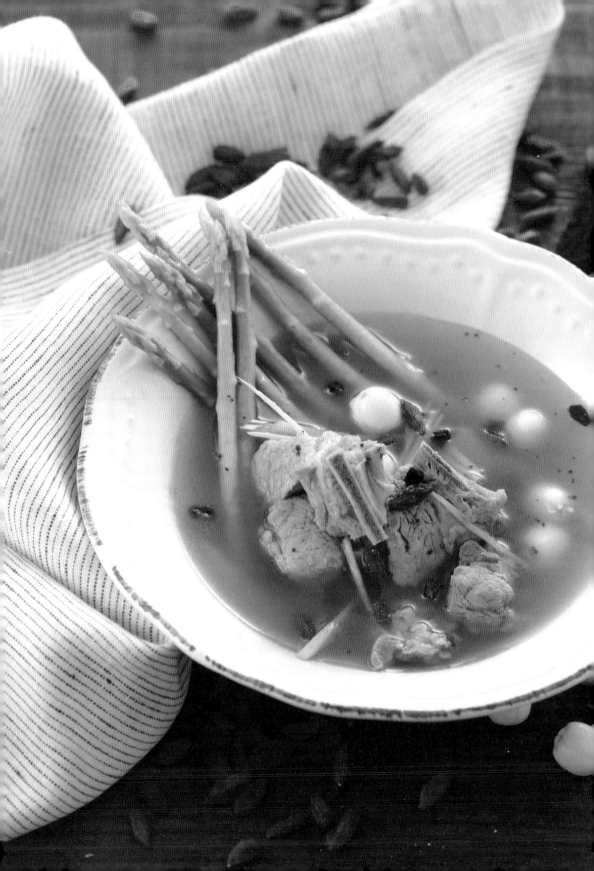

杜仲好孕湯

2 人份
30 分鐘

食材——
蘆筍 100 公克
生薑 10 公克
排骨 100 公克

藥材——
菟絲子 10 公克
枸杞 10 公克
五味子 5 公克
杜仲 15 公克
蓮子 10 公克

所謂不孕是指在正常、無避孕的性生活下，超過十二個月無法成功受孕，就可稱為不孕。引起不孕的原因很多，但調整飲食、生活習慣是必須的，女性更重要的是放鬆心情，一旦有壓力，肝氣就會不順，容易傷害子宮環境。男性則需要體力，包括適度運動、充分休息、營養充足，只要身體的氣足夠，就能提高精子的活動力。夫妻亦可一起喝本篇的好孕湯，幫助增加受孕機率。

1 菟絲子、枸杞、五味子、杜仲放入中藥包；蓮子洗淨泡水；蘆筍切段；生薑切絲；排骨切塊、川燙，備用。

2 將 1 的所有材料放入鍋中，加水。

3 先以大火煮滾，關小火繼續煮約 15 分鐘。

4 加鹽調味，即可食用。

喝　　法｜一週喝二～三次，不限時段。

注意事項｜感冒初期的患者，不宜飲用。

Dr.Chen's 湯療秘方

蘆筍：味甘苦、性微溫，主功效是健脾益氣、滋陰潤燥，除了富含多種營養外，還含有高量的葉酸，能幫助鐵質吸收，改善貧血，有助於性荷爾蒙的平衡，是準備懷孕的女性們，最不可缺少的營養素。

杜仲：味甘、性溫，主功效是補肝腎、壯筋骨，只要肝腎足，子宮就不易虛寒，更可幫助安胎。若男性食用，其生殖能力也會變強。

想大展男性雄風，
不能只補腎！

「性」是每個成年人都會有的需求，但許多男性因為功能障礙而無法完成，尤其是相對保守的東方人，礙於面子選擇隱忍不說，而不敢求醫。近年有許多新藥可以幫助男性解決問題，但服藥後帶來的副作用也讓不少人卻步。此外，有些人沒有探求病因就服用市面上標榜強精、固腎、壯陽的藥，無視對症或副作用等問題，這種服藥方式不但無法根治，還可能對身體造成傷害，得不償失。一般來說，**性功能障礙與肝腎、氣血有關，通常都不是單一原因造成的。**

以腎來說，生殖、荷爾蒙、陰陽平衡等，都與腎臟有關，也是人賴以為生、儲存元氣的地方。腎有腎陰、腎陽，陰指的是物質部分，陽指的是功能，只要陰陽平衡，功能就能適當發揮。就像烤肉一樣，火勢要適中，肉才會好吃，太大或太小都不好，性功能與腎臟的關係也是如此，性功能要正常，腎臟的陰陽平衡就要調好。現代人常熬夜、勞心勞力，常處於消耗殆盡的狀態，體質呈現陽虛，身體的火勢相對就變弱，進而表現在性功能上，這時只要適度恢復腎陽，就可讓身體達到平衡狀態。但是很多人求好心切，只補腎陽，雖然火勢變大，功能恢復了，但木炭很快就會燒光，腎陰不足、腎陽相對過旺，反而傷害身體。著名醫家張景岳曾說過：「善補陽者，必於陰中求陽。」煽風點火的同時，也別忘了加點木炭，性功能才能持久。

別只補腎，氣血也很重要

除此之外，肝臟也很重要，肝主疏泄、情志，與情緒、壓力、自律神經有關，

性功能障礙除了生理因素外，有絕大部分與心理因素有關。長期生活緊張、壓力大，將導致肝氣不疏、鬱結，這時可透過心理諮商、旅行等方法，放鬆心情，另一方面也可利用中藥疏通肝氣，使肝氣調達，情緒就能放鬆而感到愉悅，進而恢復正常的性功能。

不過，就如前文所說，要脫離「舉而不堅、堅而不挺」的舉弱男，氣血循環也很重要，因為男性的性器官是富含血管的組織，要能正常啟動、甚至堅挺，海綿體的動脈一定要能持續充血，這時改善下半身氣血循環就變得非常重要。其實大家熟知的威而鋼就是利用這個原理，來改善男性的性功能障礙。現代人常久坐，不喜歡運動，再加上愛吃生冷食物，氣血循環自然較差，治療時，要先補充身體的氣血，再搭配服用活血化瘀的藥物，讓氣血充足、循環變好，性功能自然正常。

飲食上，可多攝取富含蛋白質或含鋅量較高的食物，海鮮就是個不錯的選擇，但不宜過量攝取，因為過多的蛋白質最終還是會變成脂肪，堆積於體內，若患有痛風，更是要注意蛋白質的攝取量，避免補過頭造成其他傷害。

養生小知識

預防攝護腺炎，牡蠣、南瓜子是首選

攝護腺炎好發於中年的男性，一般會出現尿急、頻尿、早洩，或會陰、睪丸、小腹痛等症狀，許多男性因礙於面子，不肯就醫，轉為慢性攝護腺炎，不但難以治療，甚至會影響終生的健康，因此併發憂鬱症等心理疾病的患者，也大有人在。由於攝護腺炎與免疫功能有關，平常可透過食療增強免疫力，南瓜子及牡蠣都是不錯的選擇。

南瓜子可預防攝護腺肥大，每天吃一小把就有很好的效果；牡蠣則是海鮮的一種，內含高濃度的鋅，具有提高性能力、消除疲勞，及強肝解毒等功能，是許多男性喜愛的食療聖品。

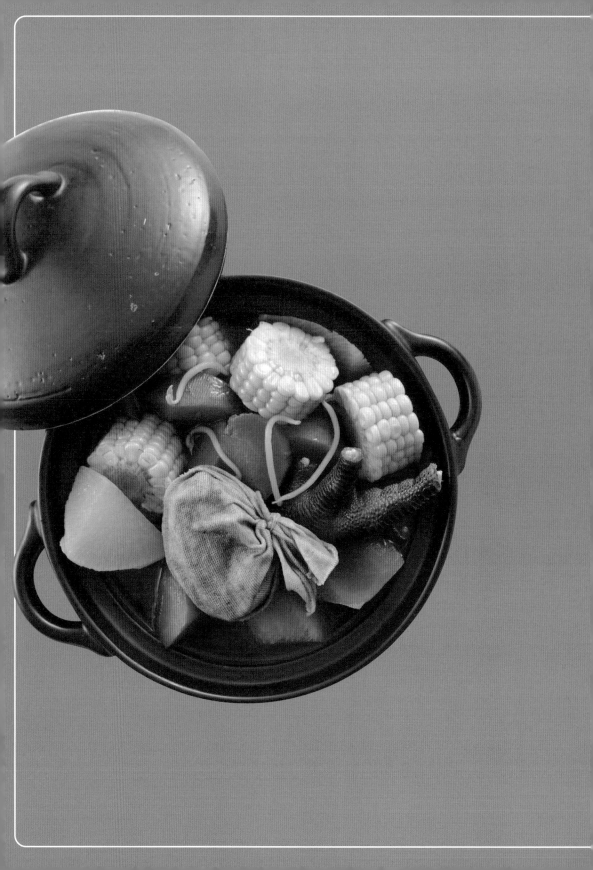

四季湯

順應季節喝湯，再也不生病

—

春季養肝	五味子蘆筍湯
夏季養心	苦瓜蓮子湯
秋氣養肺	麥門冬木耳湯
冬季養腎	十全菜頭湯
換季不適	香蒜鮮雞湯

隨季節調整養生方式，
對身體最好

不知大家是否想過，為什麼我們夏天會想吃西瓜，冬天就想吃火鍋呢？正是因為「季節」所致。炎熱時會想吃清涼食物消暑，寒冷時自然想吃熱食暖身，這個道理其實早在古書中就已記載。在《素問四氣調神大論》中提到：「夫四時陰陽者，萬物之根本也。」四季的陰陽變化，能夠化育萬物，是萬物的根本。因此，**季節不同，養生方法當然也不同**，人們應該要隨著天氣的變化，調整相對應的飲食，借助大自然的力量，身體自然就能健康，延年益壽。不過，四季是對應到哪五臟，又該如何養生呢？簡單說明如下：

【春季養肝】：與「肝臟」相對應，肝氣最旺盛，所以春天養肝的效果比其他季節都好。春天有初生發育的特性，因此春天若要養「生」，就要借助大自然的生機，去激發身體的機能，鼓舞生命的活力，進而激發五臟，讓身體從冬天的休眠狀態中走出。春天的主氣是風，風氣通於肝，一旦太過就容易損傷肝臟，進而出現頭暈目眩、胸悶胸痛等症狀。

【夏季養心】：與「心臟」相對應，心氣最旺盛，所以夏天的重點在養心。夏季有生機蓬勃成長的特質，所以夏天要養「長」，就是利用夏天天地的「長勢」，即生長功能最旺盛時，調節心的氣血運行，加強人體的生長功能。夏

天大自然中的火氣最大，火氣通於心，心神最容易受到火邪干擾，而產生心煩、失眠等症狀。

【秋季養肺】：與肺臟相對應，肺氣最旺盛，所以秋天的重點在養肺。秋天有收斂沉潛的特質，故秋天要養「收」，就是要順應大自然的「收勢」，即收成時期來幫助人體的五臟六腑，盡快進入休養狀態，讓人體從興奮、宣發，逐漸轉向內收、平靜。秋天的燥氣最強，燥氣通於肺，而肺臟又特別嬌嫩，最怕燥邪，一旦受損就容易出現氣逆咳喘、咽乾、流鼻血等現象。

【冬季養腎】：與腎臟相對應，腎氣最旺盛，所以冬天的重點在養腎。冬天有儲存收藏的特質，所以冬天要養「藏」，就是指要順應冬天的「伏藏」趨勢，讓人體的臟腑經過一年的辛苦後，逐漸進入休整，也就是「冬眠」狀態。冬天寒氣最重，寒氣通於腎，腎為水臟，最怕寒邪，腎臟一旦受傷就會出現手腳冰冷、小便顏色白或頻尿、腰膝酸軟等現象。

總而言之，**春夏是屬於生命生長發育的好季節，應該要「養肝清心」，入秋以後，天氣轉涼，氣候乾燥，應該要「滋陰潤肺」，冬天來臨時，天寒地凍，就適合「溫陽補腎」。**在不同季節選擇適合的食物，就能達到養生功能。因此，本章中我針對四季特性，分別提供一道適合飲用的湯品，讀者可依自己的需求飲用。此外，換季時身體容易因過度期而出現不適，只要多喝 P177 的「香蒜鮮雞湯」，可幫助提高免疫力，度過換季。

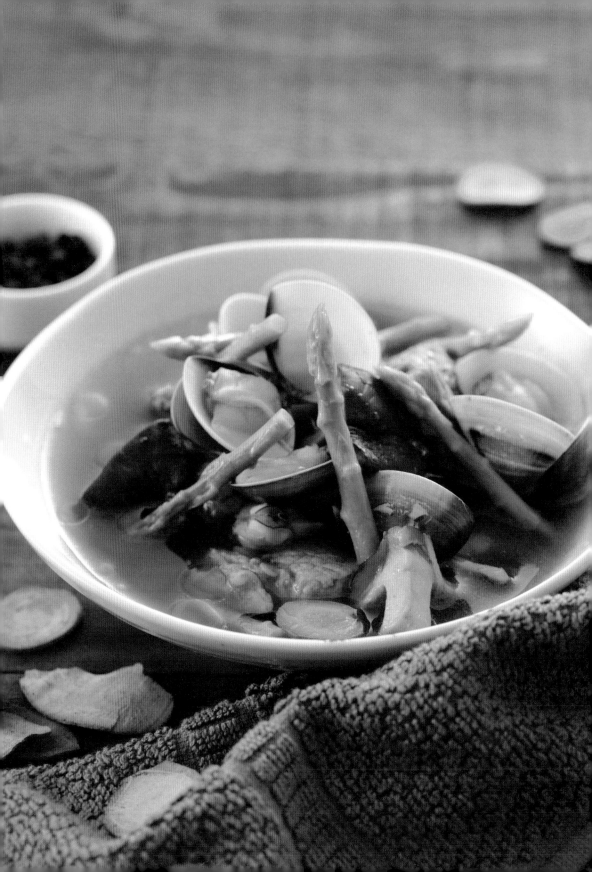

保養肝臟

五味子蘆筍湯

⊘ 2 人份
🕐 30 分鐘

食材——
蘆筍 100 公克
排骨 100 公克
蛤蜊 10 顆、薑 10 公克
香菇 3 朵

藥材——
五味子 10 公克
炒白芍 10 公克

以二十四節氣來說，立春到穀雨這段期間稱為「春季」，大約介於陽曆二月四、五日至五月四、五日之間。春天是肝氣最旺的時候，因此適合調養肝氣。五味子蘆筍湯中的食材各有不同作用，五味子、炒白芍可疏肝、養肝、柔肝；蘆筍能提供豐富的營養；排骨、蛤蜊、香菇增加湯的鮮甜及豐盛度；薑可以去腥、袪除寒氣，因此適合在春季飲用。

1 將五味子、炒白芍放入中藥包中；薑切片；蘆筍切段；蛤蜊泡鹽水吐沙；排骨川燙；香菇泡軟後切絲，備用。

2 在湯鍋中加入橄欖油，放入香菇拌炒。

3 將水加入鍋中，再加入排骨、蛤蜊、薑片、蘆筍及 1 的中藥包。

4 大火煮滾後，關小火繼續煮至蘆筍變軟好入口，再加鹽調味即可。

喝　　法｜ 一週喝二～三次，不限時段。

注意事項｜ 五味子與炒白芍因具有特殊酸味，可依口味喜好自行增減。

Dr.Chen's 湯療秘方

五味子：味酸、甘、性微溫，能滋腎生津、寧心安神，常被用來補虛勞不足之症。現代研究發現，五味子能保護肝臟細胞，平衡大腦皮層，抑制興奮感。

炒白芍：味苦、酸、性微寒，有養血、柔肝、止痛的作用。現代醫學研究證實，白芍能提高身體的免疫力，增強細胞和體液的免疫功能，及巨噬細胞的吞噬能力，還能生成干擾素，具有一定的抗病毒、抗腫瘤能力。

蘆筍：世界十大名菜之一，有蔬菜之王的美稱，富含多種胺基酸、蛋白質和維生素，具有調節身體機能代謝，提高免疫力的功效。

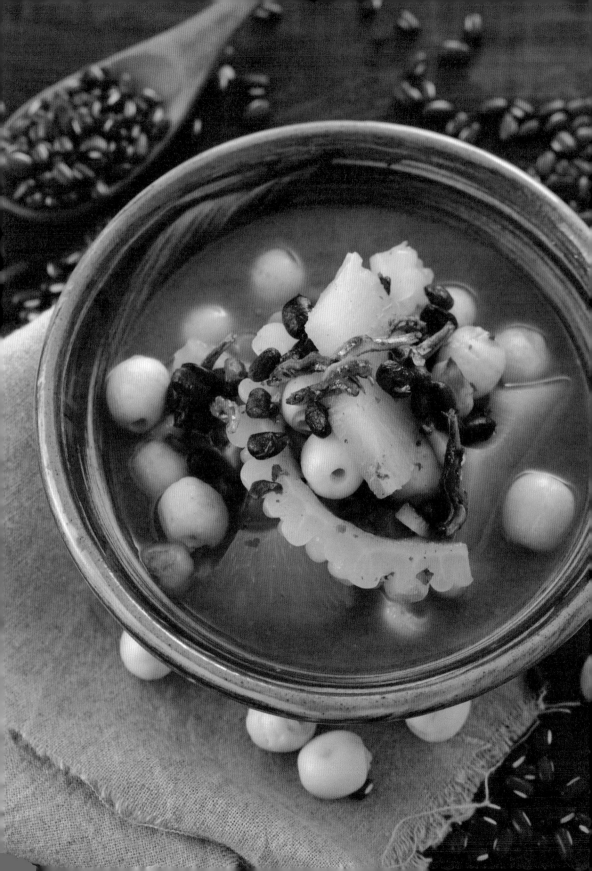

苦瓜蓮子湯

2 人份
30 分鐘

食材──
苦瓜 100 公克
小魚乾 10 公克
鳳梨 30 公克
豆豉 10 公克
蒜頭 3 顆

藥材──
赤小豆 50 公克
生蓮子 30 公克

以二十四節氣來分，立夏到大暑這段期間稱為「夏季」，大約介於陽曆五月五、六日與八月六、七日之間。夏季是一年裡最熱的季節，火氣通於心，心火容易過旺，容易導致口乾、口破、心煩、失眠等現象，再加上濕氣重，皮膚易出現癢、紅疹等現象，可飲用本篇的蓮子苦瓜湯，能消暑氣、清心火、排濕氣，改善心浮氣躁，一湯多用。

1 將赤小豆放入中藥包中；蒜頭去膜、對半切，備用。

2 在鍋中加入橄欖油，放入蒜頭拌炒出味。

3 加入豆豉、小魚乾繼續拌炒。

4 將水加入鍋中，再放入苦瓜、生蓮子、鳳梨及 1 的中藥包。

5 大火煮滾後，關小火繼續煮至苦瓜軟爛。

6 加入鹽巴調味，即可食用。

喝　　法｜ 一週喝二～三次，不限時段。

注意事項｜ 蓮子心味苦性寒，食用過度反而會損傷脾胃，應酌量使用。

Dr.Chen's 湯療秘方
生蓮子： 主要用來清心醒脾、止瀉固精，夏天最適合用生蓮子來降心火，連同蓮子心一起食用，效果更好，但要適量食用，不可過食。
苦瓜： 味苦性寒，可生吃或加熱吃，能清熱消暑，是夏天常見的蔬菜。

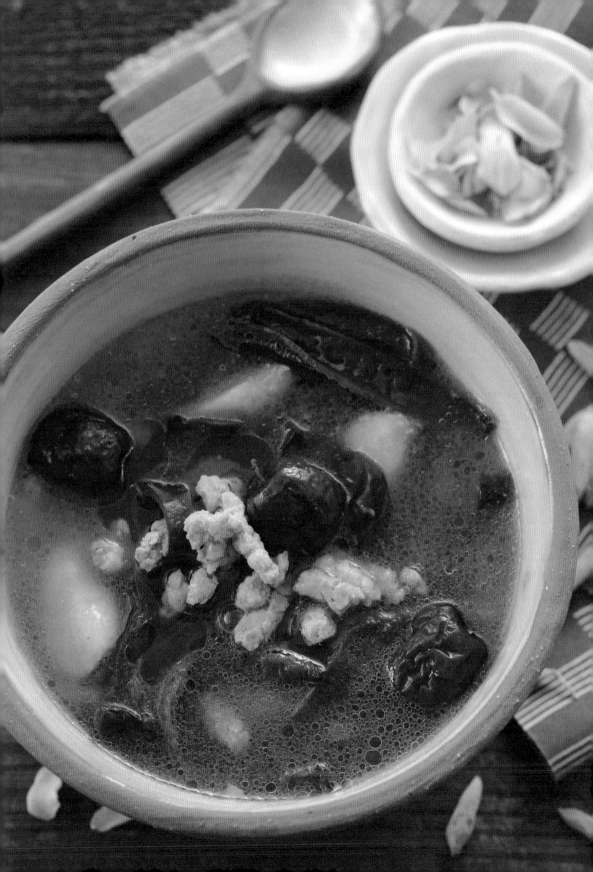

········· (潤肺保濕)

麥門冬木耳湯

⊗ **2 人份**
① **30 分鐘**

食材——
黑木耳 50 公克
山藥 100 公克
豬肉絲 100 公克
紅棗 4 粒

藥材——
麥門冬 15 公克
百合 15 公克

以二十四節氣來分，立秋到霜降這段期間稱為「秋季」，大約介於陽曆八月七、八日到十一月七、八日之間。秋天氣候比較乾燥，溫差變化大，常會引起乾咳、口乾舌燥、流鼻血、皮膚粗糙、乾燥脫屑等現象。因為肺為嬌嫩之臟，在秋天最容易被燥邪所傷，可透過麥門冬及木耳滋陰潤燥。

1　麥門冬、百合放入中藥包；黑木耳洗淨後切粗絲；山藥切塊；紅棗在皮肉上劃一刀，備用。

2　將水加入鍋中，放入 1 的中藥包、黑木耳、山藥、紅棗。

3　大火煮滾後，關小火繼續煮約 10 分鐘。

4　最後放入豬肉絲，煮熟後加入鹽巴調味即可。

喝　　法｜ 一週喝二～三次，不限時段。

注意事項｜ 黑木耳具有抗凝血作用，有服用抗凝血劑、凝血功能異常、或手術前後的患者，不可飲用。

Dr.Chen's 湯療秘方

麥門冬： 味甘微苦、性寒，可養陰潤肺、清心除煩、益胃生津，能改善肺胃陰虛引起的口乾舌燥、咳嗽、皮膚乾燥，或心火旺引起的失眠、煩躁。

黑木耳： 營養價值高，含豐富膳食纖維，可幫助腸胃蠕動，亦含有大量鐵質，約是肉類的一百倍。此外也含有膠質及多醣，適合清腸、潤肺、滋陰、降火氣。

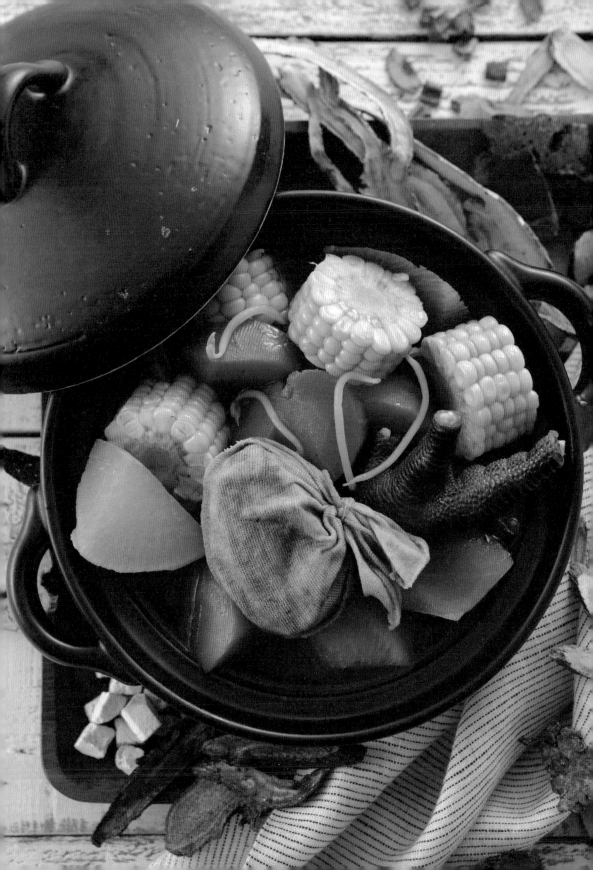

十全菜頭湯

⊘ **2 人份**
🕐 **30 分鐘**

食材——
雞腳 2 隻、白蘿蔔 200 公克
紅蘿蔔 50 公克
玉米 2 條
黃豆芽 50 公克
老薑 20 公克、麻油 100cc

藥材——
十全藥材 1 帖

以二十四節氣來分，立冬到大寒這段期間稱為「冬季」，大約介於陽曆十一月七、八日至隔年二月四、五日之間。五臟六腑經過一年的勞累，到了冬天就應該好好修養、修復，讓身體的氣能收藏於內，所以自立冬起，調養的重點在於「補腎溫陽」。本篇的十全菜頭湯能溫補身體的氣血陰陽；麻油爆薑可增加溫補效果；再配上白蘿蔔的涼性，同時補氣又行氣，溫補而不燥熱。

1　十全藥材放入中藥包；薑切片；白蘿蔔、紅蘿蔔切塊；玉米切段，備用。

2　鍋中倒入麻油，油熱後放入薑爆出味道。

3　在鍋中加水，將 1 的所有材料及黃豆芽、雞腳放入鍋中。

4　大火煮滾後，關小火繼續煮至食材變軟熟透為止。

5　加入鹽巴調味，即可食用。

喝　　法｜ 一週喝二～三次，白天喝。

注意事項｜ 常口乾舌燥、嘴破、火氣大的人少喝。

Dr.Chen's 湯療秘方

十全藥材：共含十種藥材，包括人參、肉桂、川芎、地黃、茯苓、白朮、甘草、黃耆、當歸、白芍藥，能補氣、補血，還可溫暖身體。夜市常見的藥燉排骨，就是以十全大補湯為基礎而製成的湯品。

白蘿蔔：俗語說：「冬吃蘿蔔夏吃薑，不勞醫師開藥方。」是因為冬天常吃溫補的食材，人體的氣會收入體內儲藏，難免會引起燥熱，因此可利用白蘿蔔的涼性來平衡身體的燥熱，改善口乾舌燥、嘴巴破或冒痘等不舒服症狀。

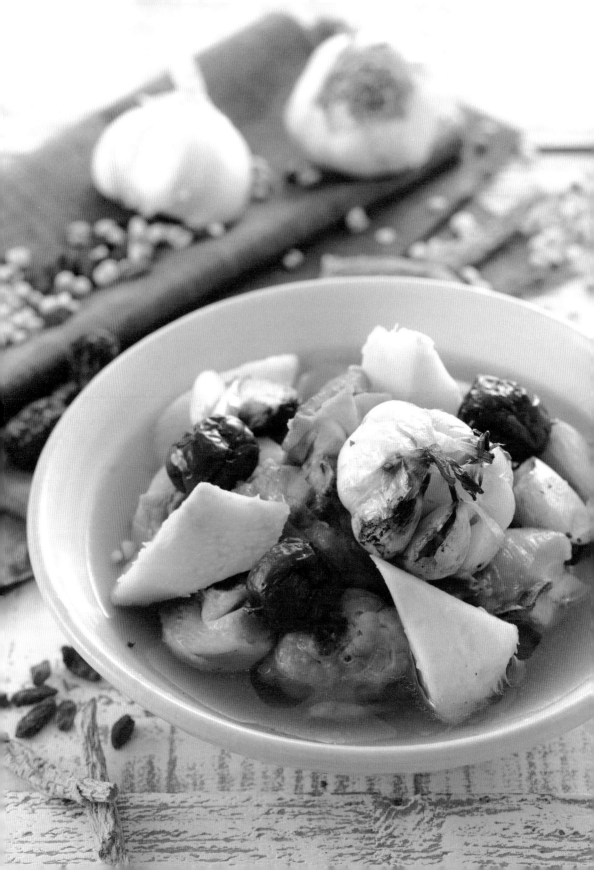

.... 補脾氣、強化免疫力

香蒜鮮雞湯

◎ 2 人份
◎ 30 分鐘

食材——
蒜頭 20 粒
蔥 2 根
山藥 100 公克
雞肉 200 公克

藥材——
黨參、枸杞各 10 公克
紅棗 4 粒
薏仁 30 公克

脾為後天之本，屬土、喜燥惡濕，因此在換季時必須好好地補脾、排濕氣，才能讓脾氣正常運作，使營養吸收、廢物排除及氣血運行能更正常，幫助身體有足夠的能力來應付氣候的轉換，迎接下一個季節的來臨。本篇湯品以黨參、山藥來補脾氣；薏仁幫助身體排水、祛濕氣；蒜頭可增加身體的免疫力，最適合在換季時喝，達到補脾、排濕氣的效果。

1　黨參、枸杞放入中藥包；紅棗在皮上畫一刀；薏仁泡水或買熟薏仁；蒜頭去膜切半；蔥切掉綠色部分，留下蔥白後切段；山藥、雞肉切塊，備用。

2　將油倒入鍋中，加入蒜頭炒香，再加入水及所有材料。

3　先以大火煮滾，再關小火繼續煮，直到山藥與雞肉軟爛好入口為止。

4　加入鹽巴調味，即可食用。

喝　　　法｜ 一週喝二～三次，白天喝。

注意事項｜ 容易便秘者不宜多喝。

Dr.Chen's 湯療秘方

黨參：味甘微酸、性平，功用跟人參類似，但力道較弱。一般常用在補脾氣，像是體質虛弱、容易疲倦、食慾不振、大便軟散黏膩等症狀。

薏仁：味甘淡、性涼，主要用在健脾利濕，像是水腫、小便不順、脾虛腹瀉等狀況。薏仁分大薏仁、小薏仁，在料理傳統上多用大薏仁，效果也比小薏仁好很多。

蒜頭：蒜頭能提高免疫系統的轉化能力，因此在換季時食用，可避免因氣候變化太大造成身體不適。

居家必備，
療癒身心的五大花草茶

我在診間問診時，除了開藥方外，偶爾也會依照患者的體質，推薦適合的花草茶飲用，很多患者對於從中醫師口中聽到歐洲花草，都覺得很新奇。實際上，我在一次赴維也納的旅行中，看到當地人非常喜歡喝花草茶，除了用來入菜，也會透過喝茶來緩解小病痛，這種利用天然植物平衡身心靈的方式，與中醫學的核心精神不謀而合。

歐洲花草與東方傳統的中醫相同，有一套完整的理論體系，兩者都是以「天然材料」來治病，不同的是，西方傳統醫學以「花草」為主，這些花草可用來治病，具有迷人且特殊的香味，就算不是為了治病，喝起來也讓人覺得心曠神怡。此外，花草大多屬於草本植物，很適合居家栽種，**只要環境溫度適中，有陽光、空氣及水，幾乎都能存活。**一般來說，我會建議依照自己的需求，在住家陽台或院子栽種常用的花草，需要時就可摘兩片泡茶。

雖然一般人熟悉的是傳統中藥，但某些中藥材具有特殊味道，較不討喜，這時就可改以作用相似的花草來取代，或是透過花草矯正味道，不但可讓飲品的效果更好，味道也更宜人。本篇收錄最常見的五大花草，除了說明功效也提供沖泡的方法，這些茶飲我平時也很常喝，有相同症狀的人，不妨透過飲用花草茶，達到緩解作用。

Best Herbal
1

檸檬馬鞭草

調整腸胃,幫助放鬆心情

檸檬馬鞭草屬於馬鞭草科多年生灌木,葉片狹長,含有豐富的揮發油,具有濃郁的檸檬香氣,沖泡後氣味芬芳,具有利尿、舒緩情緒、調整腸胃的功效。對於因為情緒、壓力引起的腸胃道症狀,馬鞭草能達到破血、通經的作用,對於跌打損傷、瘀痛、女性月經問題等,也都具有一定的效用,常常痛經的女性,也可泡馬鞭草茶來喝。不過馬鞭草有刺激子宮收縮的副作用,懷孕時不建議食用,準媽媽若想服用,請務必先諮詢專業醫師。

Dr.Chen 私房飲

馬鞭草放鬆茶

材料:馬鞭草 3 公克

作法:1. 將馬鞭草放入茶包袋內。

2. 將茶包袋放入保溫杯中,加入約 300cc 的熱開水。

3. 約泡 10 分鐘後,即可飲用。

喝法:女性在經期前或經期中,每天可喝一杯。

注意事項:經血量大的女性,經期間請勿飲用。

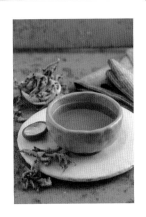

薰衣草

安定心情，也能治療皮膚

薰衣草是大家最熟悉的花草之一，被廣泛運用在草藥學上，主要是用來提振情緒、減輕壓力，若外用也有益皮膚，對於常見的皮膚疾病，如蚊蟲叮癢等，有不錯的效用。薰衣草的品種很多，可大致分為寬葉與窄葉，傳統使用的薰衣草屬窄葉，具有安神鎮靜的作用；闊葉薰衣草則多用來提振精神，可依不同需求挑選使用。常胡思亂想或容易心煩易亂、想太多、睡不著的人，都可以多喝本篇的安神茶。

Dr.Chen 私房飲

薰衣草安神茶

材料：薰衣草 3 公克

作法：1. 將薰衣草放入茶包袋內。

2. 將茶包袋放入保溫杯中，加入約 300cc 的熱開水。

3. 約泡 10 分鐘後，即可飲用。

喝法：傍晚或睡前喝一杯。

注意事項：因有安神作用，建議睡前飲用，避免影響工作或生活。

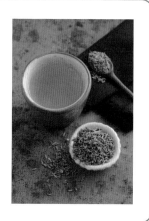

薄荷

清涼醒腦，適合舒緩頭痛

薄荷最常見、最容易栽種的品種是綠薄荷，具有清涼的香氣，並有很強勁的穿透力，能夠醒腦、疏風散熱、緩和情緒，對於壓力大引起的思緒不清、頭痛，或是風熱感冒，都有舒緩的效果，特別是常頭昏腦鈍、鼻子不通的人，就很適合喝薄荷茶。薄荷的適應能力強，極易栽種，建議可在自家窗台上種植一盆薄荷，需要時只要隨手一摘，用來沖泡茶飲或入湯都很適合。

Dr.Chen 私房飲

薄荷醒腦茶

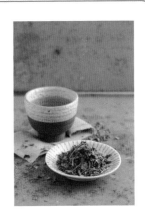

材料：薄荷葉 3 公克

作法：1. 將薄荷葉放入茶包袋內。

　　　　2. 將茶包袋放入保溫杯中，加入約 300cc 的熱開水。

　　　　3. 約泡 10 分鐘後，即可飲用。

喝法：一天喝一杯，不限時段。

注意事項：蠶豆症患者、脾胃虛寒、容易腹瀉的人要少喝。

Best Herbal 4

百里香

香味宜人，料理、泡澡皆適宜

又名麝香草，濃郁且特殊的香氣來自於內含的主成分麝香酚，是極具烹飪及藥用價值的香草。百里香對整腸健胃、抗菌、提振精神都有很好的功效，其香氣自然舒服、清新怡人，在古代更有「破曉的天堂」美名。在泡澡時加入少許百里香，也有提神醒腦的功效。此外，容易感冒或常有氣無力的人，也很適合多喝百里香茶。不喜歡味道濃郁花草的人，不妨多善加使用百里香，特別是調理肉類及海鮮，或製作醬汁及高湯時，都很適合用百里香調味，可讓食物更美味好吃。

Dr.Chen 私房飲

百里香清新茶

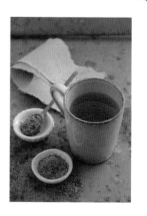

材料：百里香 3 公克

作法：1. 將百里香放入茶包袋內。

2. 將茶包袋放入保溫杯中，加入約 300cc 的熱開水。

3. 約泡 10 分鐘後，即可飲用。

喝法：白天時喝一杯。

注意事項：因能提神醒腦，睡前請勿飲用。

Best Herbal 5

檸檬香蜂草

帶有檸檬香，更可抗老化

香氣濃郁且帶有檸檬味，極易吸引蜜蜂，所以又名蜜蜂花，外觀和薄荷相似，常容易被搞混，雖帶有檸檬香氣，但卻沒有檸檬的酸味，因此可取代檸檬調味，用來加入果汁也不錯。在飯前食用可促進食慾；飯後食用則能幫助消化，也可以放入甜品中，增加清香。若你是吃飽飯就容易腹脹，不好消化的人，就可喝檸檬香蜂草茶，常睡不好的人也可多喝，幫助入睡。近年來，檸檬香蜂草也被證實有抗氧化效果，因內含單寧酸，可防止老化。此外，其對於疼痛、消化系統等問題，也有不錯的緩解作用。

Dr.Chen 私房飲

檸檬香蜂草茶

材料：檸檬香蜂草 3 公克

作法：1. 將檸檬香蜂草放入茶包袋內。
2. 將茶包袋放入保溫杯中，加入約 300cc 的熱開水。
3. 約泡 10 分鐘後，即可飲用。

喝法：飯後喝一杯。

注意事項：孕婦因體質特殊，請勿飲用。

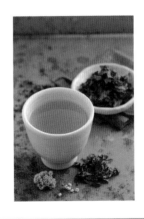

關於湯品及茶飲，
所有問題一次解答！

Q1 中藥材要入湯煮時，該使用中藥包或茶包袋盛裝較好？

Ⓐ 由於湯品在料理過程中，可能會經過數次攪拌，一般茶包袋材質較薄，不耐煮，因此建議使用材質較厚實的中藥包（紗布袋），避免煮湯時讓藥材掉出，並可重覆使用，較環保。

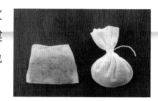

左為茶包袋，右為中藥包

Q2 書中的湯品，可當作宵夜食用嗎？

Ⓐ 原則上，書中的藥材皆經過挑選，藥性溫和，若是一般正常成年人，可當作宵夜飲用亦無妨，分量約兩碗，不宜吃太多，且盡量在睡前兩小時食用完畢，避免讓腸胃無法休息。若是特殊體質或患有疾病者，請先與醫師討論再進行服用。

Q3 飲用本書中的湯品時，建議搭配哪些菜色？

Ⓐ 一般來說，每餐都要有蔬菜、肉、水果、飯等，才是比較均衡的飲食，因此若煮了一鍋湯，可再準備一盤燙青菜、白飯，及一道含蛋白質的菜色，如蝦仁炒蛋等，最後再吃水果，就是豐盛的一餐了。

Q4 買來的中藥材或花草，該如何保存？

Ⓐ 台灣天氣較潮濕，藥材及花草雖為乾品，但長期置於室溫下仍有可能變質，建議可放入塑膠夾鍊袋中，防止濕氣進入，再放入冰箱冷藏，保存期可長達數月以上，要用時再取出即可。

Q5 書中的湯品或花草茶，老人家及小孩也能喝嗎？

Ⓐ 書中的藥材皆經過挑選，藥性溫和，老人家及小孩也可安心飲用，但特殊體質或患有疾病者，請務必先詢問醫師再飲用。

Q6 書中的湯品或花草茶，孕婦也能喝嗎？

Ⓐ 書中的湯品均有標示飲用上的忌宜，孕婦因處於特別時期，在飲食上需多留意，可參考注意事項或與醫師討論後再飲用。

Q7 泡好的花草茶，最好多久內飲用完畢？

Ⓐ 飲用花草茶的重點在於取其香氣及作用，因此泡好後請盡快飲用完畢。若是青草茶、冬瓜茶等退火飲，則煮好後放涼，冷藏可保存三天，勿久放，避免茶飲變質。

Q8 沒喝完的湯若放冰箱，可保存幾天？

Ⓐ 湯品在剛煮好時趁熱喝下，對身體最好，因此不建議久放或冷藏後再加熱飲用，避免在重複加熱的過程中，導致食物變質或產生細菌。

Q9 湯品中的藥材，可以食用嗎？

Ⓐ 原則上，放入湯品中的藥材皆可食用，不過由於經過熬煮，口感可能不會太好，但並不會影響其作用，可安心食用。

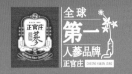

全球
第一
人蔘品牌
正官庄 CHEONG KWAN JANG

您的健康　正官庄為您把關

以匠人精神，精選土壤培育每株高麗蔘，

嚴格控管生長過程所有環節。

從栽培到包裝，進行高達7次290項安全性檢查，

其內部自主管理標準比韓國國家衛生單位嚴格4倍

如此高品質把關，

只因您的健康是正官庄最在乎的事。

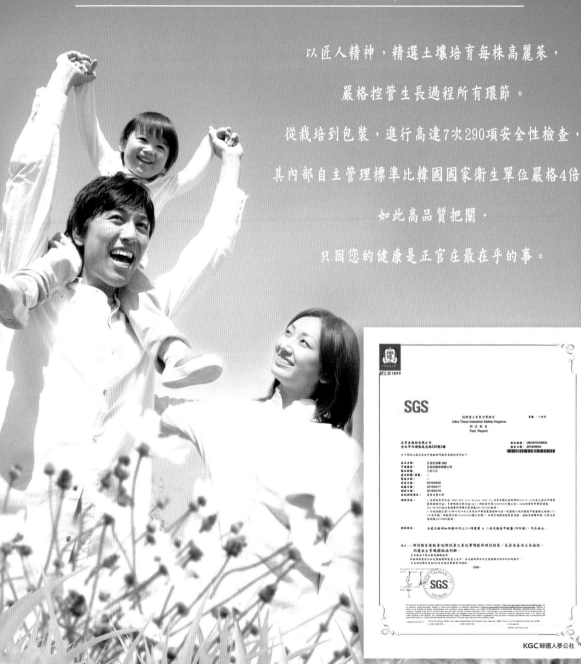

KGC 韓國人蔘公社

潤舍茶集

———— 傳統中藥搭配歐洲花草　草本養生新概念 ————

本產品不含咖啡因飲用無負擔

暖參茶　冰山族
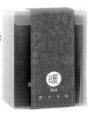

適合對象　手腳冰冷、怕冷抗寒、袪寒飲品
組　成　老薑、人參、紅棗…等

高壓族　養木茶
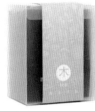

適合對象　工作壓力大、情緒不穩定、
時常感覺胸悶
組　成　芳香萬壽菊、茵陳、五味子、
檸檬馬鞭草…等

荷洛茶　油膩族

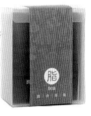

適合對象　飲食油膩、暴飲暴食、肥油過多
組　成　山楂、洛神花、檸檬馬鞭草、
檸檬香茅、陳皮、薄荷…等

哈欠族　元氣茶
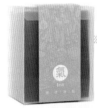

適合對象　全身疲倦無力、容易打哈欠
組　成　人參、紅棗、黃耆、檸檬馬鞭草…等

晚安茶　熊貓族

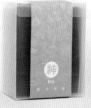

適合對象　思慮過度、晚上睡不好、容易作夢
組　成　酸棗仁、薄荷、薰衣草、陳皮、
麥門冬…等

低頭族　精明茶
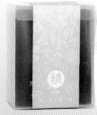

適合對象　低頭族、長時間看螢幕
組　成　枸杞、決明子、台灣杭菊、穀精草…等

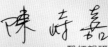 潤舍茶集

雅丰唯心中醫診所院長

陳時嘉

醫師親研

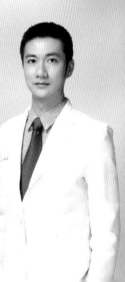

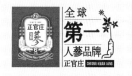

健康人生 首選高麗蔘

正官庄高麗蔘系列產品，

享有百年美譽，

上乘天然、屬性溫和，

是四季皆適合食用的滋補名品，

能提振精神、調整體質，

讓您享有最健康的人生。

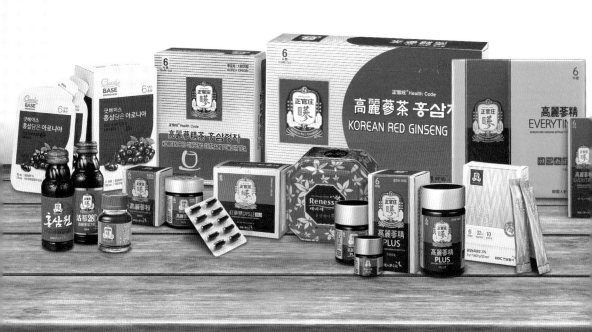

正官庄服務專線：0800-259-59

資料來源 Euromonitor International Ltd 維他命和營養補充劑, 2006-2015 以零售額 計算市場占有

痛症按摩拉筋全書

國家代表隊醫教你最有效的解痛法

根治偏頭痛、腰背痛、肩頸痠、手腕麻等，
114 個改善不良生活習慣造成之疼痛自療法

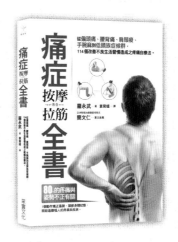

羅永武◎著

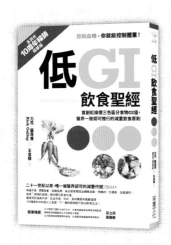

低 GI 飲食聖經

暢銷全球 200 萬冊的健康飲食聖經

首創紅綠燈三色區分食物 GI 值，
醫界一致認可推行的減重飲食原則

力克・蓋洛普◎著

---

10 分鐘做早餐
【暢銷修訂版】

好吃的早餐，只要 10 分鐘就上桌
一個人吃、兩人吃、全家吃都充滿幸福的
120 道早餐提案

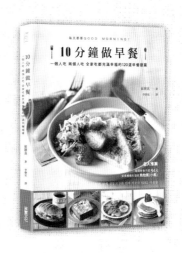

崔耕真◎著

健康樹系列078

日日湯療
中醫師的39道對症家常湯

作　　　者	陳峙嘉
料理示範	彭安安
美術設計	萬亞雰
攝　　　影	王正毅
妝髮設計	小年的新娘秘密花園（https://www.facebook.com/zillahlai/）
行銷企劃	蔡雨庭・黃安汝
出版一部總編輯	紀欣怡

出版發行	采實文化事業股份有限公司
業務發行	張世明　林踏欣・林坤蓉・王貞玉
國際版權	施維真
印務採購	曾玉霞
會計行政	李韶婉・許俶瑪・張婍莘
法律顧問	第一國際法律事務所　余淑杏律師
電子信箱	acme@acmebook.com.tw
采實粉絲團	http://www.facebook.com/acmebook01

Ｉ Ｓ Ｂ Ｎ	978-986-93549-8-1
定　　　價	360元
初版一刷	2016年12月
初版十七刷	2024年1月
劃撥帳號	50148859
劃撥戶名	采實文化事業股份有限公司
	104台北市中山區南京東路二段95號9樓
	電話：02-2511-9798
	傳真：02-2571-3298

有鑑於個人健康情形不同，患有疾病者若欲飲用書中湯品及養生飲，請先諮詢專業醫師，避免造成身體不適。

國家圖書館出版品預行編目資料

```
日日湯療：中醫師的39道對症家常湯 / 陳峙嘉作.
-- 初版. -- 臺北市：采實文化, 民105.12　面；
　公分. -- (健康樹系列；78)
ISBN 978-986-93549-8-1(平裝)

1.食療 2.食譜

413.98                                    105017919
```

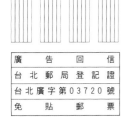

采實文化　采實文化事業有限公司
ACME PUBLISHING

10479台北市中山區建國北路二段92號9樓

采實文化讀者服務部　收

讀者服務專線：（02）2518-5198

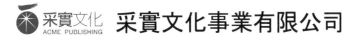
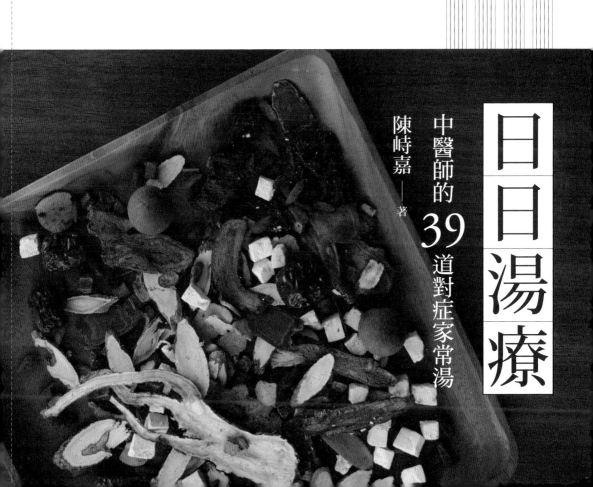

陳峙嘉　著

中醫師的 39 道對症家常湯

日日湯療

HealthTree
健康樹

系列：健康樹系列078

書名：**日日湯療**：中醫師的39道對症家常湯

讀者資料（本資料只供出版社內部建檔及寄送必要書訊使用）：

1. 姓名：

2. 性別：□男　□女

3. 出生年月日：民國　　　　年　　　　月　　　　日（年齡：　　　歲）

4. 教育程度：□大學以上　□大學　□專科　□高中（職）　□國中　□國小以下（含國小）

5. 聯絡地址：

6. 聯絡電話：

7. 電子郵件信箱：

8. 是否願意收到出版物相關資料：□願意　□不願意

購書資訊：

1. 您在哪裡購買本書？□金石堂（含金石堂網路書店）　□誠品　□何嘉仁　□博客來
　　□墊腳石　□其他：＿＿＿＿＿＿＿＿＿＿＿＿（請寫書店名稱）

2. 購買本書日期是？＿＿＿＿年＿＿＿＿月＿＿＿＿日

3. 您從哪裡得到這本書的相關訊息？□報紙廣告　□雜誌　□電視　□廣播　□親朋好友告知
　　□逛書店看到　□別人送的　□網路上看到

4. 什麼原因讓你購買本書？□喜歡作者　□注重健康　□被書名吸引才買的　□封面吸引人
　　□內容好，想買回去做做看　□其他：＿＿＿＿＿＿＿＿＿＿＿＿＿＿＿＿＿＿（請寫原因）

5. 看過書以後，您覺得本書的內容：□很好　□普通　□差強人意　□應再加強　□不夠充實
　　□很差　□令人失望

6. 對這本書的整體包裝設計，您覺得：□都很好　□封面吸引人，但內頁編排有待加強
　　□封面不夠吸引人，內頁編排很棒　□封面和內頁編排都有待加強　□封面和內頁編排都很差

寫下您對本書及出版社的建議：

_____

寄回函，抽好禮！
韓國正官庄高麗蔘健康食品

活動期間：即日起至2017.3.1止（以郵戳為憑）
活動方法：填妥書中回函，寄至
10479台北市建國北路二段92號9樓 采實文化 收
得獎公布：2017.3.17公布於采實粉絲團

備註
＊獎品隨機抽選，寄送僅限台、澎、金、馬地區。
＊活動聯絡人：采實文化讀者服務專線02-2518-5198轉288。
＊如聯繫未果，或其他不可抗力之因素，采實文化將保留活動變更之權利。

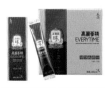

高麗蔘精EVERYTIME
（10毫升×30包）
3300元／1名

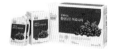

高麗蔘野櫻莓飲
（50毫升×30包）
2500元／1名